职业教育医药卫生大类新形态教材

固定义齿蜡型技术

（第二版）

主编　刘巧玲　宋巍巍
副主编　刘宇飞　魏佳欣

中国教育出版传媒集团
高等教育出版社·北京

内容提要

本书是职业教育医药卫生大类新形态教材，依据教育部职业教育口腔修复工艺专业教学标准和相关行业标准，在第一版的基础上修订而成。

本书分为六个项目：蜡型基础、单个牙尖及𬌗 1/3 冠滴蜡塑形、全冠蜡型的制作、基底冠蜡型的制作、铸造金属全冠固定桥蜡型的制作、烤瓷联合固定桥蜡型的制作。

项目内容各自独立而又相互联系，相辅相成。每个项目又分为若干任务，体现了理念新、结构新、内容新、形式新的特点。本书配套建设数字化辅教辅学资源，可扫描书中二维码或登录高等教育出版社新形态教材网（https://abooks.hep.com.cn）获取相关资源。

本书可作为全国职业院校口腔修复工艺专业教学用书，也可供在职人员参考使用。

图书在版编目（C I P）数据

固定义齿蜡型技术 / 刘巧玲，宋巍巍主编 . -- 2 版 . -- 北京 ：高等教育出版社，2024.6

ISBN 978-7-04-061304-9

Ⅰ. ①固… Ⅱ. ①刘… ②宋… Ⅲ. ①义齿学 - 中等专业学校 - 教材 Ⅳ. ①R783.6

中国国家版本馆CIP数据核字（2023）第213642号

Guding Yichi Laxing Jishu

策划编辑 崔 博　责任编辑 崔 博　特约编辑 尤 丹　封面设计 杨立新
版式设计 于 婕　责任绘图 裴一丹　责任校对 陈 杨　责任印制 赵义民

出版发行 高等教育出版社
社 址 北京市西城区德外大街 4 号
邮政编码 100120
印 刷 北京中科印刷有限公司
开 本 889 mm×1194 mm 1/16
印 张 7
字 数 150 千字
购书热线 010-58581118
咨询电话 400-810-0598
网 址 http://www.hep.edu.cn
http://www.hep.com.cn
网上订购 http://www.hepmall.com.cn
http://www.hepmall.com
http://www.hepmall.cn
版 次 2015 年 3 月第 1 版
2024 年 6 月第 2 版
印 次 2024 年 6 月第 1 次印刷
定 价 25.00 元

物 料 号 61304-00

第二版前言

本书依据教育部中等职业学校口腔修复工艺专业教学标准、口腔修复体制作工国家职业技能标准和相关专业行业标准在第一版的基础上修订而成。本书在编写过程中，落实立德树人根本任务，推进产教融合、科教融汇、教育数字化，坚持“三基、五性”的基本原则，体现思想性、科学性、先进性、启发性和适用性。以“三基”（基本理论、基本知识、基本技能）为基础，强调技能培养，以“五性”（思想性、科学性、先进性、启发性和适用性）为重点，突出适用性。在编写中以岗位为导向，以就业为目标、以技能为核心、以服务为宗旨，充分体现职业教育特色。

本书注重实践教学，培养学生的创新能力与动手操作能力。基于口腔修复工作岗位需求，以固定义齿蜡型制作流程为主线，采取项目式呈现方式，按实际工作任务编写内容，应临床要求增加美学蜡等新材料，加入数字化新技术。编写内容突出口腔修复工艺专业特色，既注重理论学习，又加强实际操作能力的训练，并融入职业技能等级证书考核知识，同时兼顾职业技能赛项内容，为学生学习后续的口腔修复其他专业课程打下良好基础。本书配有辅教辅学资源，可扫描书中二维码或登录高等教育出版社 Abook 新形态教材网（https://abooks.hep.com.cn）获取相关资源。详细使用方法见本书最后一页“郑重声明”下方的“学习卡账号使用说明”。

本书是在第一版的基础上修订而成的，在此向原作者致以诚挚的谢意。第二版教材的编写团队仍为口腔修复工艺专业具有丰富教学经验和临床实践经验的“双师型”教师，并特邀行业企业专业技师加入。主编刘巧玲、宋巍巍，副主编刘宇飞、魏佳欣，具体编写分工为刘巧玲、那倩编写项目一、项目二，宋巍巍、刘影、刘宇飞编写项目三，徐德平、董玉杰编写项目四、项目五，李春香、庄勇编写项目六；刘凤杰、暴景阳、魏佳欣、李国增编写数字化设计拓展内容；宋巍巍、杨东江、何微微、刘影、杨斐、魏佳欣制作数字化资源。

为了进一步提高本书的质量，真诚希望各位读者提出宝贵意见。本书读者意见反馈邮箱：zz_dzyj@pub.hep.cn。

编　者

2024 年 3 月

第一版前言

随着国家对职业教育的大力推进，“以就业为导向”的教育理念已经逐步成为职业教育师生的共识。中等卫生职业教育是职业教育的重要组成部分，为我国卫生事业持续、全面地发展发挥着至关重要的作用。

随着教育改革的逐步深入，中等职业学校在课程体系、教学内容、教学方法及教学模式上都有了新的变化。为了适应这种形势的需求，开始编写具有时代特色且符合行业发展方向的新教材，目的在于更好地增强学生专业知识的储备及操作能力的提高。

固定义齿蜡型技术是口腔修复工艺专业核心课程之一。而相关教材对蜡型技术知识的讲解比较笼统，而且图片较少，难于理解。根据义齿加工企业高技能岗位人才任职需求，本教材对义齿加工技师的职业能力培养和职业素养的养成进行全面叙述。与行业、企业合作，引进相关行业标准和口腔修复工考核相关资料，依据工作过程，以流程为主线编写教材。

针对学生知识基础薄弱和理解能力较差的特点，教材编写采用以认知活动为主，图文并茂，结构清晰，直观、易懂的模式，结构严谨，条理清晰。教材分为六个项目，每个项目又分为若干个任务，每个项目的内容各自独立而又互相联系，相辅相成。与同类教材相比更具有可操作性，体现了“四新”的特点。

本教材由黑龙江省林业卫生学校口腔修复工艺专业建设带头人、“固定义齿蜡型技术”精品课程负责人刘巧玲和佳木斯大学口腔医学院修复科主任高士军担任主编。同时，还要感谢本书其他编者在本书编写过程中给予的大力支持和帮助！

由于编者的水平有限，教材中难免会有不妥或错误之处，恳请各校师生、口腔修复界的同仁及读者给予批评指正。

编　者

2014 年 11 月

目录

项目一 蜡型基础

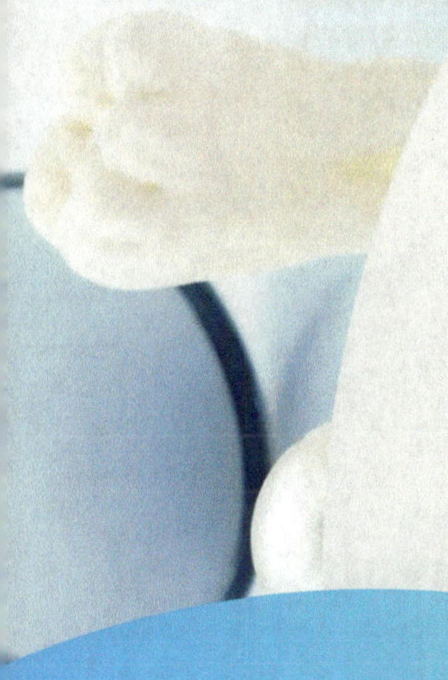

项目导入

患者，男，26 岁。检查发现右上颌第一磨牙已经拔出牙髓，需要进行修复保护。请思考应该做什么样的修复体。

项目目标

掌握蜡型基础训练的操作方法及技巧，锻炼动手操作的能力。

项目导图

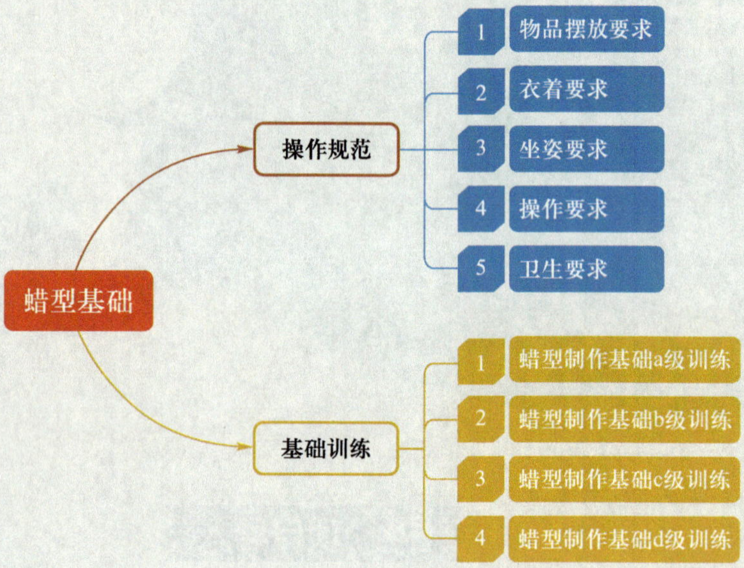

项目一
蜡型基础

任务一 操作规范

知识平台

操作规范内容：

1. 物品摆放要求。
2. 衣着要求。
3. 坐姿要求。
4. 操作要求。
5. 卫生要求。

蜡型制作操作规范

序号	内容	图示	操作规范
1	物品摆放要求	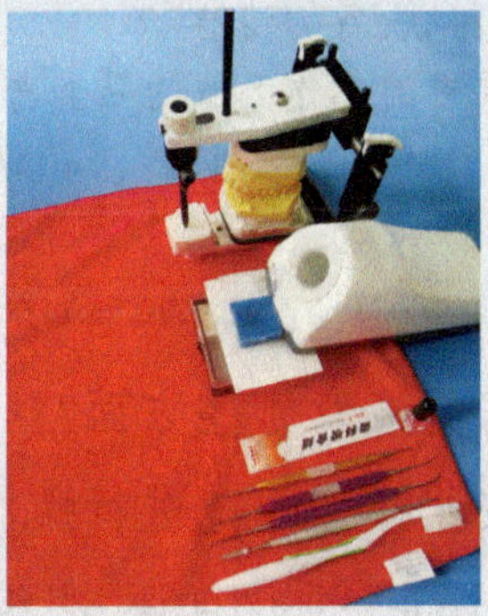	1.1 将毛巾平铺在桌面操作区 1.2 将熔蜡器前端垫高 1.3 左侧摆放模型和𬌗架 1.4 右侧摆放使用工具和材料 1.5 熔蜡器、蜡、模型与操作者呈“四点一线” 1.6 面巾纸摆放在蜡块下方
2	衣着要求	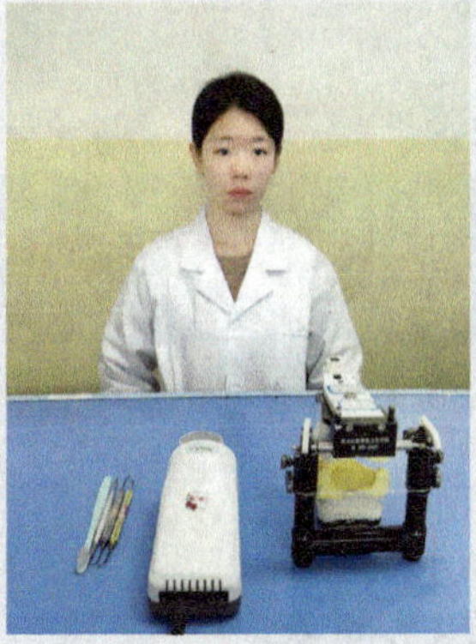	2.1 白服应干净、整洁、无褶皱 2.2 扣齐衣扣 2.3 衣领整齐 2.4 白服不宜过紧或过松

学习心得笔记：

学习心得笔记:

续表

序号	内容	图示	操作规范
3	坐姿要求	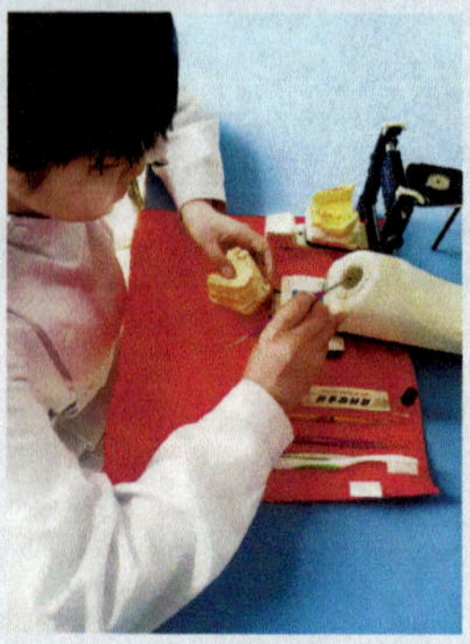	3.1　身体要端正 3.2　后背挺直靠在椅背上 3.3　将双臂自然放在工作台上
4	操作要求	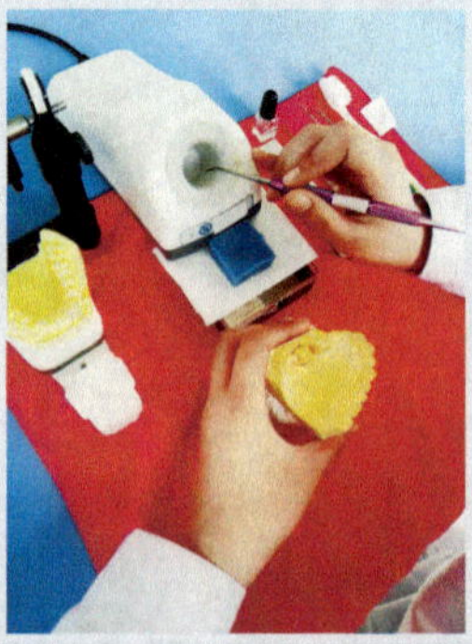	4.1　保持熔蜡器、蜡、模型、身体在一条线上,节省操作时间 4.2　熔蜡器前端垫高,下方保持清洁,后方不允许有物品遮挡,以保持正常散热 4.3　滴蜡时操作者以执笔式使用滴蜡笔,且操作时要有支点 4.4　加热时间为 1~2 秒,不可长时间加热,否则会影响熔蜡器及滴蜡笔的使用寿命
5	卫生要求	5.1　保持桌面整洁,没有多余蜡屑 5.2　保持工具、材料、设备的清洁 5.3　操作结束后要求对工作区域的卫生进行彻底清扫	

任务练习

1. 在滴蜡塑形操作时,还需要注意哪些方面?

2. 分小组进行训练,严格按照操作规范进行操作。

3. 根据操作规范进行任务评定,进行自评、小组内评分和教师评分,发现操作不当之处进行调整。

蜡型制作操作规范任务评定表

评定项目	分值	考核标准	评分标准	学生自评	小组评分	教师评分	备注
物品摆放	20 分	工具,材料及设备按照正确位置摆放	物品摆放位置不正确,扣 1~20 分				
衣着要求	20 分	1. 穿着白服 2. 白服干净、整洁、无褶皱 3. 扣齐衣扣、衣领整齐	1. 不穿着白服,扣 20 分 2. 白服不干净、有褶皱,扣 1~10 分 3. 不扣齐衣扣、衣领不整齐,扣 1~10 分				

续表

评定项目	分值	考核标准	评分标准	学生自评	小组评分	教师评分	备注
坐姿要求	20分	1. 双手放在桌子上 2. 后背挺直靠在椅背上,身体端正	1. 双手没有放在桌子上,扣1~10分 2. 身体不端正,扣1~10分				
操作要求	20分	1. 保持熔蜡器、蜡、模型、身体四点一线 2. 熔蜡器使用时注意散热,滴蜡笔采用执笔式使用	1. 没有呈"四点一线",扣1~10分 2. 使用熔蜡器及滴蜡笔方法不正确,扣1~10分				
卫生要求	20分	1. 桌面无蜡屑,干净整洁 2. 保持工具、材料、设备的清洁	1. 桌面不干净,扣1~10分 2. 物品不干净,扣1~10分				
总分	100分						

知识拓展

学习心得笔记:

企业文化——9S管理

9S是"整理""整顿""清扫""清洁""素养""安全""节约""服务""满意"的简称。

1. 整理:区分必需和非必需品,现场不放置非必需品。

2. 整顿:实训操作区域物品摆放整洁有序,减少取放物品的时间,提高工作效率,保持操作区井井有条。

3. 清扫:将教室保持在无垃圾、无灰尘、干净整洁的状态,使学生有一个良好的学习环境。

4. 清洁:保持前3个"S"成果,使整理、整顿和清扫工作成为一种惯例和制度,是标准化的基础。

5. 素养:让学生遵守规章制度,对于规定的事,都要认真遵守执行,强调团队精神。

6. 安全:消除工作中的一切不安全因素,杜绝一切不安全现象。要求在操作中严格执行操作规程,严禁违章操作。

7. 节约:对时间、空间、能源等方面合理利用,发挥它们的最大效能。

8. 服务:是指要经常站在对方的立场思考问题,并努力使班级团结一致。

9. 满意:是指家长、企业接受有形产品和无形服务后感到需求得到满足的状态。

学习心得笔记：

任务二 基础训练

知识平台

本任务为蜡型制作的基础训练，即卡片的滴制，需要掌握蜡型制作基础训练的目的、卡片滴制的方法、完成后的检查以及操作过程中的注意事项。

蜡型制作基础训练的目的：

1. 掌握材料、工具和设备的使用。
2. 掌握对蜡温、蜡量的控制。
3. 掌握蜡的流动性、熔融及形态的控制。
4. 掌握正确操作规范的要求。

子任务一 基础训练所使用的材料

1. 牙科专用蜡

1.1 蜡的成分

由一种或几种物质混合而成、具有类似于天然蜡的热塑性质的材料。用于牙科及其相关的操作。常用牙科专用蜡的主要成分为石蜡、蜂蜡、地蜡和合成蜡。

1.2 牙科专用蜡的特点

1.2.1 蜡的热胀率小。一般蜡的热传导性低，热胀率大，收缩率也大。选择热胀率小的蜡，可降低其收缩率，提高蜡模的准确性。

1.2.2 蜡的流动性是指蜡流变性和可塑性的结合。蜡的流动性影响蜡型的准确性，流动性差的蜡很难滴到预定的位置。蜡流动性的大小，是由蜡本身密度、黏度和软化温度所决定的。

1.3 牙科专用蜡的种类

根据蜡的性能不同，大致可分为塑形蜡、颈缘蜡和内冠蜡等。本子任务将会对常用的三种塑形蜡即四色蜡、铸造蜡和软蜡进行学习。

常用牙科专用蜡

序号	内容	图示	材料说明
1	四色蜡	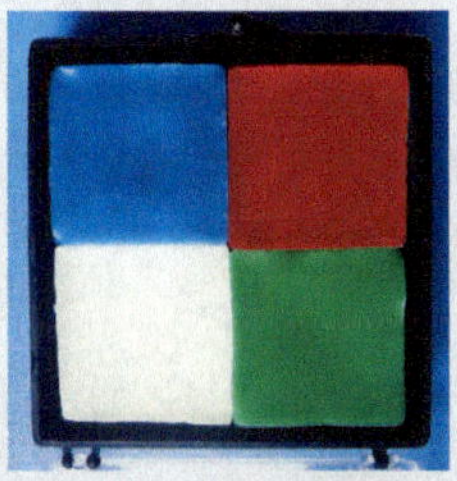	1. 颜色分别为红、白、蓝、绿 2. 各色蜡的用途 2.1 红色蜡比较软而且黏性较大，不易裂且密合性好，多用于封闭颈缘，故称为颈缘蜡 2.2 蓝、绿、白蜡统称为塑形蜡，用于滴制牙体的雏形，其中白色蜡塑形效果最佳
2	铸造蜡	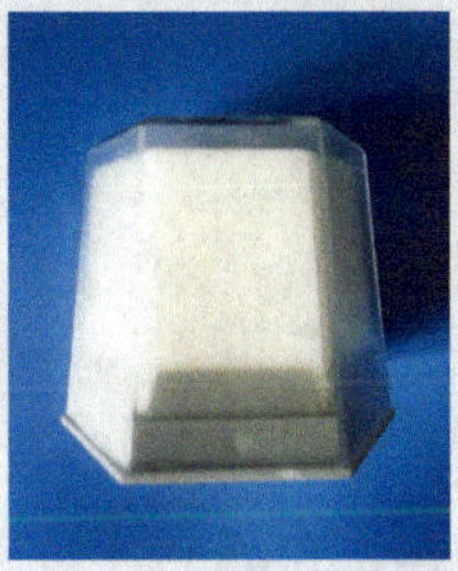	1. 用于塑形，效果较四色蜡好 2. 蜡的材质较脆，且具有一定硬度，故用于切削制作“双筒冠”或“种植体”
3	软蜡	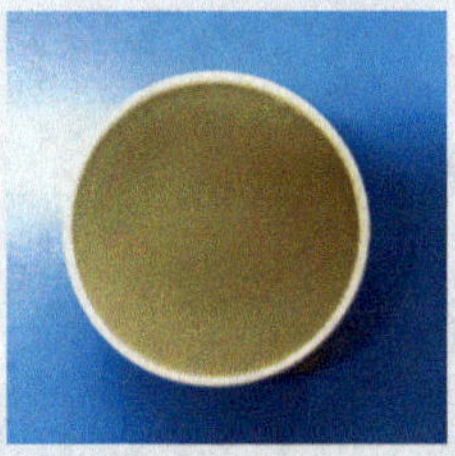	1. 塑形效果较好，但价格较昂贵 2. 蜡的材质较软、易变形，因此使用时需注意室内温度的影响

学习心得笔记：

2. 卡片训练

蜡型基础训练分为四个级别训练，分别是a、b、c、d四个级别。卡片内容的设计由简单到复杂，是一个循序渐进的训练过程，主要是训练材料、设备及工具的使用。

蜡型基础训练

序号	内容	图示	材料说明
1	蜡型基础a级卡片训练	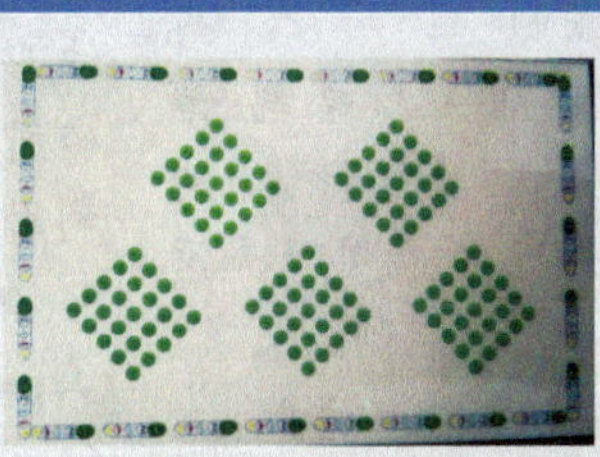	a级卡片训练是练习定点
2	蜡型基础b级卡片训练	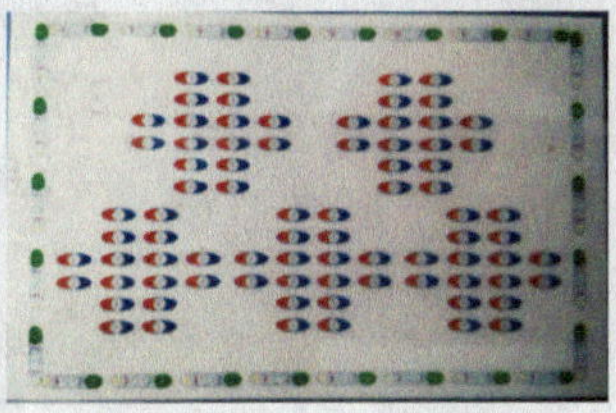	b级卡片训练是练习牙尖嵴

续表

序号	内容	图示	材料说明
3	蜡型基础 c 级卡片训练	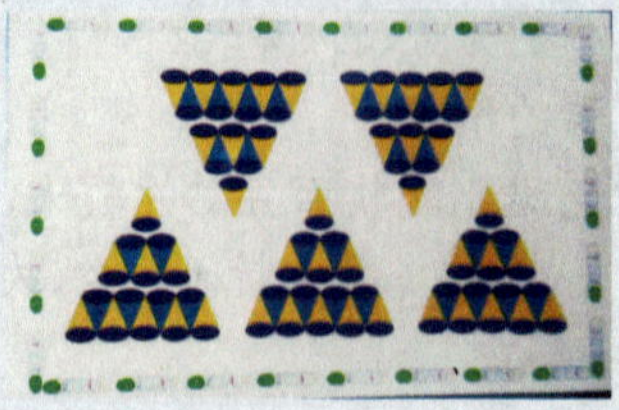	c 级卡片训练是练习三角嵴
4	蜡型基础 d 级卡片训练	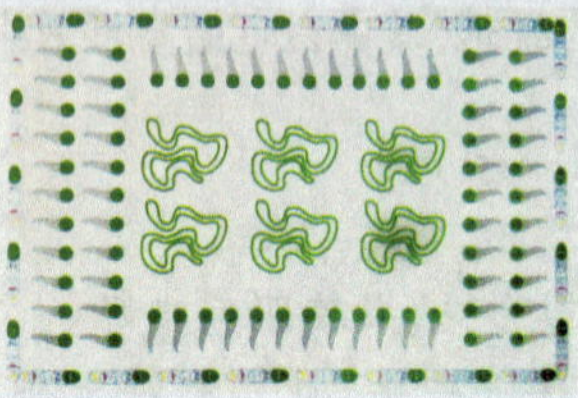	d 级卡片训练是综合性训练,比如副嵴蜡的走向性训练

学习心得笔记:

子任务二 基础训练所使用的工具

蜡型基础训练所使用的工具是滴蜡笔。

滴蜡笔的分类、作用和使用方法

图示	分类及作用	使用方法	注意事项
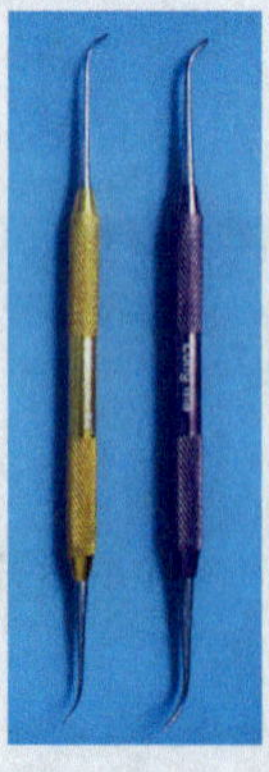	分类: 滴蜡笔有粗头滴蜡笔、细头滴蜡笔、尖头滴蜡笔、平头滴蜡笔 作用: 1. 粗头滴蜡笔:蘸蜡多,多用于大量加蜡,以及光滑轴面的滴制 2. 细头滴蜡笔:蘸蜡少,多用于沟嵴的走行、细微处及光滑表面的滴制 3. 平头滴蜡笔:主要用于大体塑形和烫蜡 4. 尖头滴蜡笔:主要用于精细塑形和细微处烫蜡	1. 滴蜡笔的使用方法是执笔式 2. 操作时必须要有支点 3. 塑形时使蜡液处于滴蜡笔的笔尖处 4. 取蜡方式为蘸蜡而不是刮蜡,并使蜡块形成凹形以利于碎蜡置于其中,重复利用 5. 笔尖处取蜡最少,笔弯处取蜡最多 6. 滴蜡笔用于表面光滑处理时,需加热 2 秒,在表面均匀移动,且保持深度一致	1. 保持滴蜡笔的清洁,不能滞留残蜡,否则残蜡二次加热会导致: ① 形成烟雾吸入体内不利于身体健康; ② 导致滴蜡笔烧黑、粗涩,不利于蜡液的流动 2. 使用滴蜡笔时一定要有支点

子任务三 基础训练所使用的设备

学习心得笔记：

基础训练所使用的设备主要有酒精灯、电子熔蜡器、恒温电子滴蜡笔、煤气灯等。滴制蜡型时，电子熔蜡器是必不可少的设备，其用途是加热滴蜡笔，使于滴蜡笔取蜡，使蜡由固态变成液态，具有一定的流动性，将蜡滴塑成各种形态。以下内容将重点介绍电子熔蜡器，要求学生了解设备并掌握其使用方法。

电子熔蜡器的结构、作用和使用方法

序号	内容	图示	作用及使用方法	注意事项
1	电源线	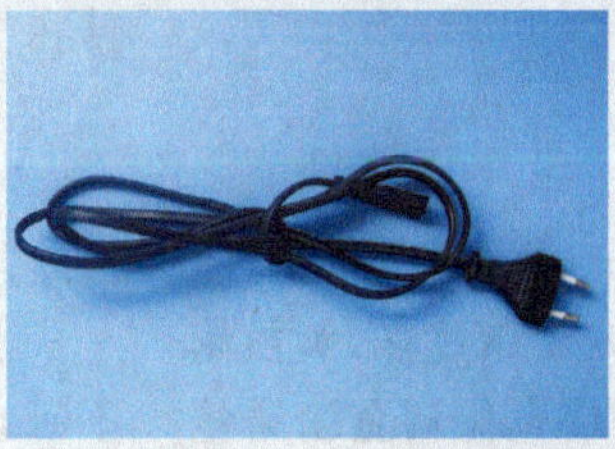	使用方法： 1. 先将电源线与电子熔蜡器相连 2. 电源线插头与插座相连	1. 接通电源时，手须保持干燥，不可在手湿的状态下连接电源 2. 电源线旁边不要放水杯、饮料等，容易产生安全隐患
2	电源接口和开关	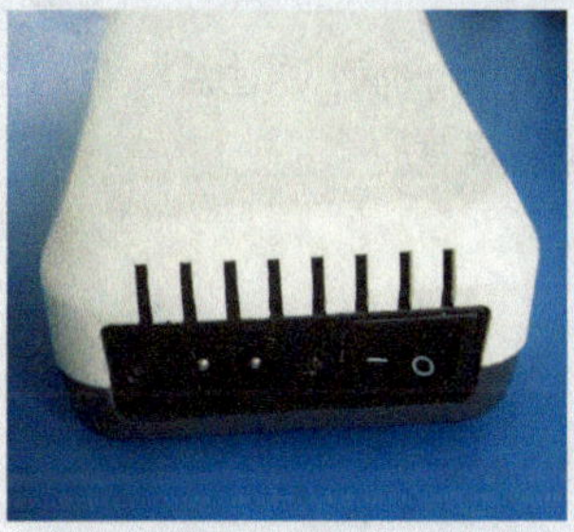	使用方法： 1. 将电源线的一端插入电源接口内 2. 将开关按至“O”处，即为通电状态 3. 将开关按至“—”处，即为断电状态	电子熔蜡器停止使用时，要先将开关关闭，然后再拔掉电源线
3	指示灯	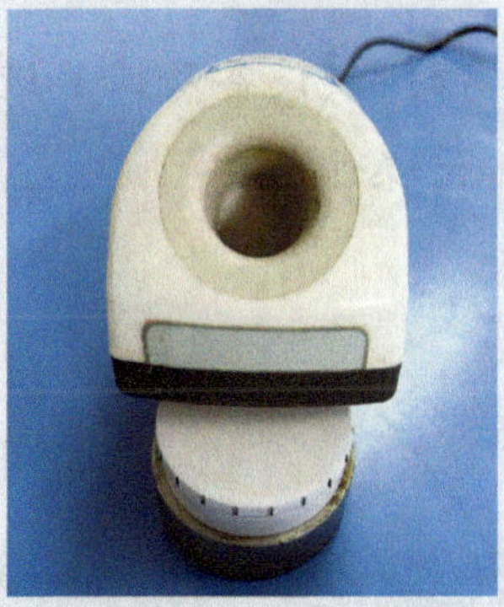	接通电源时指示灯状态——绿灯亮	红灯闪烁不止，滴蜡笔不能加热，提示熔蜡器过热 处理方法： 1. 等待风扇停止转动后，关闭开关，熔蜡器休息、散热，降温后再使用 2. 如果降温后红灯仍持续闪烁，且处于不工作状态，提示系统紊乱，需要更换
		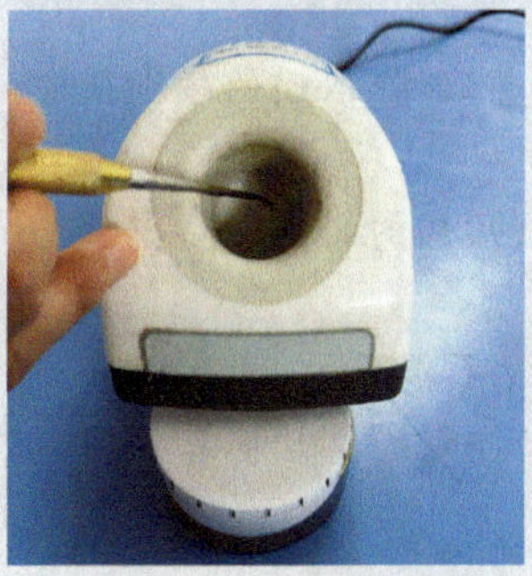	熔蜡器开始工作，滴蜡笔加热时指示灯状态——红灯亮	

续表

序号	内容	图示	作用及使用方法	注意事项
4	风扇	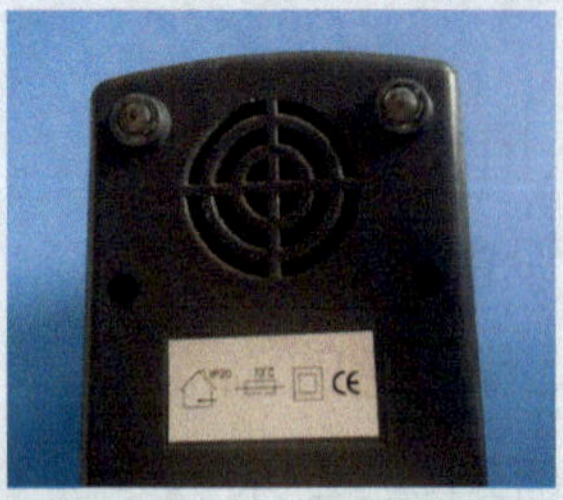	作用： 排风、散热，降低机身的温度	熔蜡器使用时需要把前端抬高约 2 cm，目的是有利于风扇的排风散热，使机器降温
5	塑料内胆	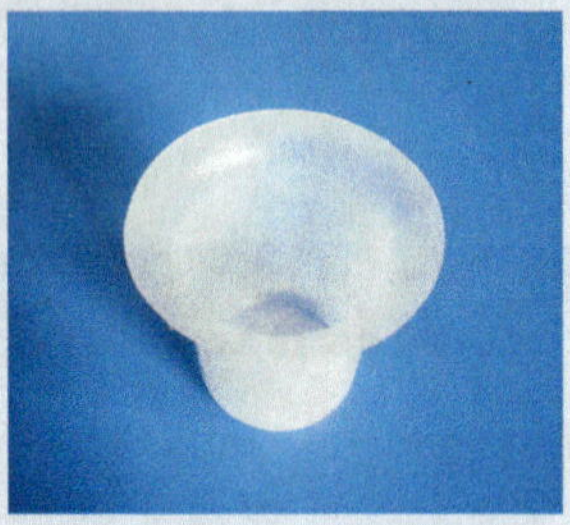	作用： 滴蜡笔温度过高时，蜡液掉入内胆，会影响机器清洁及寿命	滴蜡笔加热时注意支点，避免其触及内胆而烫坏内胆。机身内温度过高要降温后使用，防止内胆液化粘在机身内
6	温度调节孔	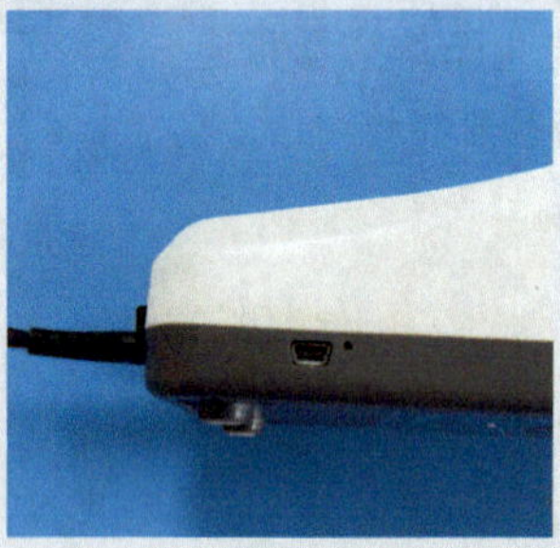	作用： 1. 滴蜡笔加热端含钢越多，加热越快（根据加热快慢也能测量滴蜡笔含钢多少） 2. 当滴蜡笔含钢少时，也可通过温度调节口调节加热温度	不可以私自调节，需要找专业人士进行调节

学习心得笔记：

子任务四 基础训练的操作

根据蜡型基础训练所需材料、设备及工具进行准备，小组讨论研究蜡型基础训练时应如何操作？

任务实施

蜡型基础训练

序号	内容	图示	操作方法	检查内容
1	蜡型基础a级卡片训练	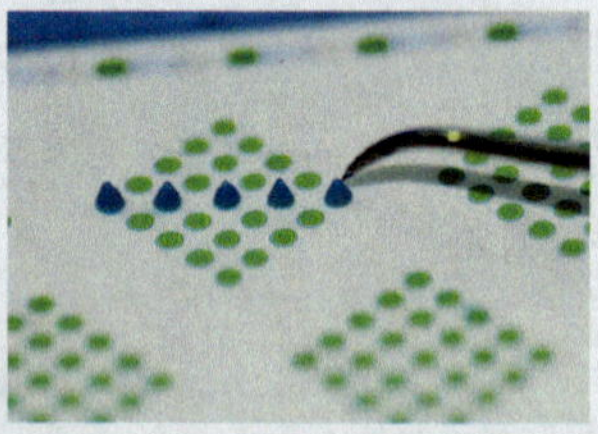	1. 滴蜡笔加热取蜡，取蜡的多少很关键 1.1 量过多，形成的蜡锥会超出规定范围 1.2 量过少，不能形成标准的蜡锥形态，所以控制蜡量是训练目的之一	检查： 1. 蜡锥底部接触范围 2. 蜡锥的垂直度 3. 蜡锥顶端的形态 4. 螺旋提拉式 5. 圆锥形态

续表

序号	内容	图示	操作方法	检查内容
1	蜡型基础a级卡片训练	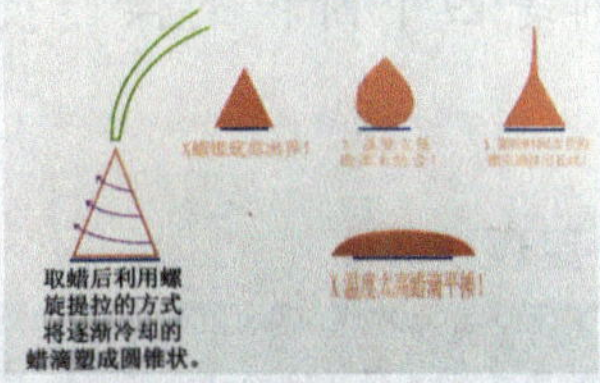	2. 将滴蜡笔上液态蜡滴制到卡片规定范围内 3. 利用螺旋提拉的方式将蜡滴提拉 4. 将逐渐冷却的蜡滴塑成圆锥形	
2	蜡型基础b级卡片训练	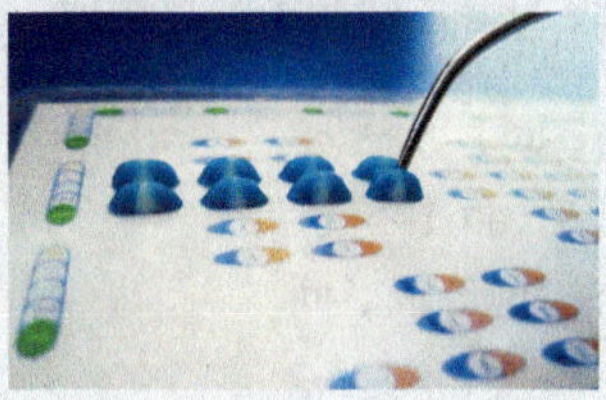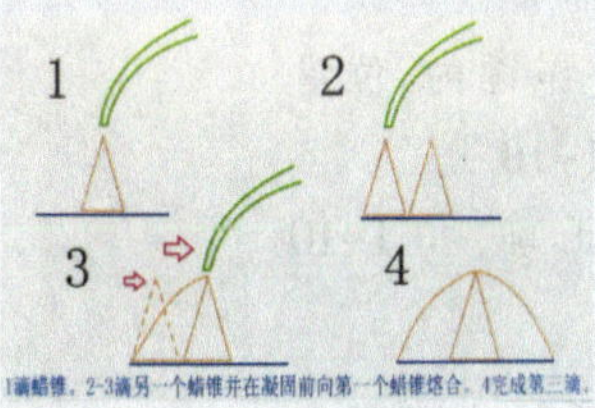	1. 在规定范围内，按照顺序滴制 2. 在卡片中1的范围内按照a级卡片的滴制方法进行滴制 3. 在卡片中2的范围内按照a级卡片方法滴制，在凝固前逐渐向第一滴蜡锥融合	检查： 1. 底部接触范围 2. 垂直度 3. 扇形 4. 两侧边缘突度 5. 两侧边缘对称性 6. 两侧蜡滴高度范围
3	蜡型基础c级卡片训练	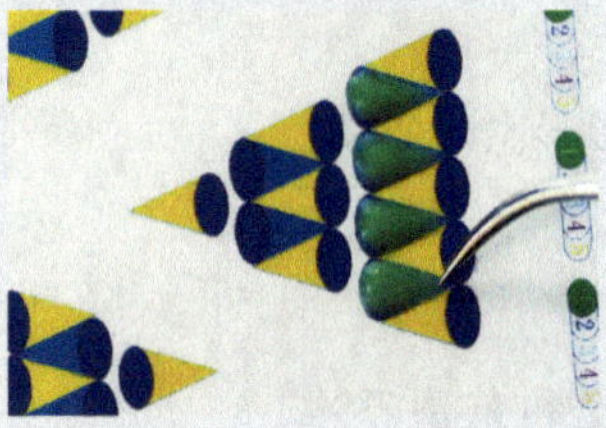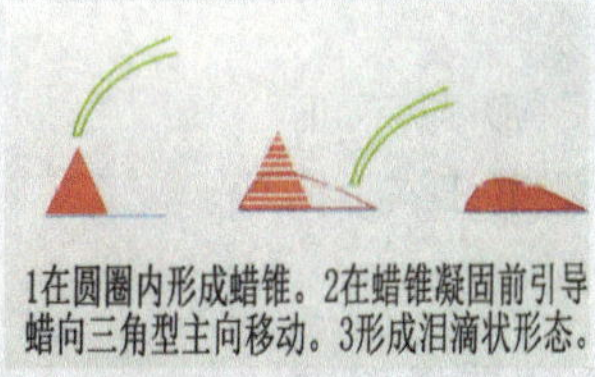	1. 在蓝色椭圆内形成蜡堆 2. 在蜡堆凝固前引导蜡向三角形尖端方向移动，形成“泪滴状”形态	检查： 1. 底部接触范围 2. “泪滴”突度 3. 光滑度 4. “泪滴”形态
4	蜡型基础d级卡片训练	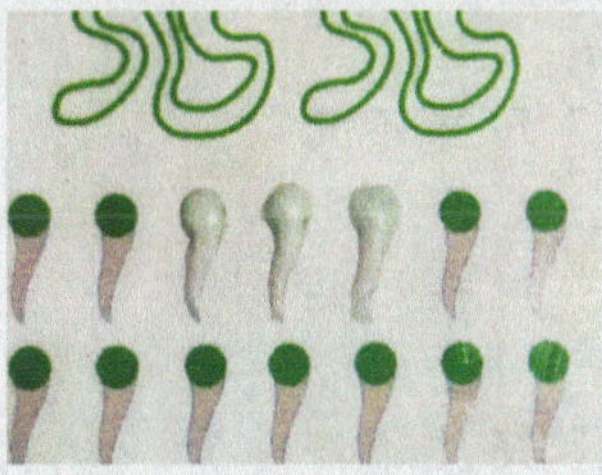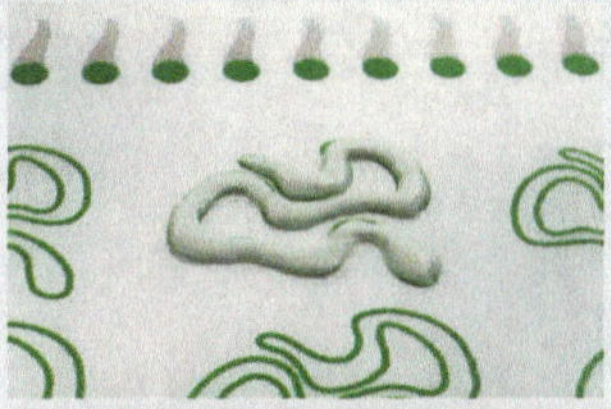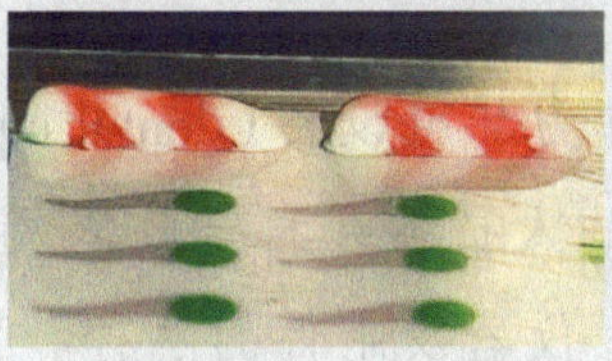	1. “蝌蚪状”：在绿色圆圈内形成蜡锥，在蜡凝固前引导蜡在规定范围内向尖端移动，形成蝌蚪状 2. “山脉状”：第一滴蜡的滴制方法同a级训练中蜡锥的滴制方法相同，而后每一滴蜡都是顶部压向前一滴蜡 3. “波浪式”：按照底部接触范围及走向，取适量的蜡进行滴制，可多滴蜡完成	检查： 1. 底部接触范围 2. 光滑度 3. 连续性 4. 高度

蜡型基础训练的操作

任务练习

分小组讨论蜡型基础训练四个阶段的操作技巧，然后动手操作，完成后检查评分。

蜡型基础训练任务评定表

评定项目	分值	考核标准	评分标准	学生自评	小组评分	教师评分	备注
素质要求	20分	1. 实训备品摆放合理 2. 坐姿正确 3. 工具及设备使用方法正确	1. 摆放不当，扣1~5分 2. 坐姿不正确，扣1~5分 3. 操作手法不正确，扣1~10分				
蜡型基础a级卡片训练	20分	1. 滴制位置和范围准确 2. 圆锥形态正确	1. 不在规定范围内，位置不正确，扣1~10分 2. 形态不正确，扣1~10分				
蜡型基础b级卡片训练	20分	1. 滴制位置和范围准确 2. 形成扇形形态及两侧突度大小一致	1. 滴制位置和范围不准确，扣1~10分 2. 形成扇形形态不正确，两侧突度大小不一致，扣1~10分				
蜡型基础c级卡片训练	20分	1. 滴制位置和范围准确 2. “泪滴状”形态正确，突度适当	1. 滴制位置和范围不准确，扣1~10分 2. “泪滴状”形态不正确，突度位置不正确，扣1~10分				
蜡型基础d级卡片训练	20分	1. 滴制位置和范围准确 2. “蝌蚪状”形态正确 3. “山脉状”衔接连续 4. “波浪式”突度一致	1. 滴制位置和范围不准确，扣1~5分 2. “蝌蚪状”形态不正确，扣1~5分 3. “山脉状”衔接不连续，扣1~5分 4. “波浪式”突度不一致，扣1~5分				
总分	100分						

学习心得笔记：

知识拓展

1. 口腔设备：国际上称为牙科设备（dental equipment），是指专门生产并（或）提供给有资格的人员在牙科学临床及（或）其相关操作步骤中使用的各种设备、机器、仪器及附件的总称。口腔设备分很多类。

作为口腔修复技工，则需要了解口腔修复/技工设备。

2. 电子熔蜡器：利用电磁感应对滴蜡笔进行加热，加温控制在68~75℃（可以调节），有效地防止了蜡蒸气的出现，维护牙科技工中心技术人员、牙科技术教育机构中学生和教师的健康安全。

3. 电子熔蜡器与酒精灯相比的四大优点

3.1 健康：不会产生有毒气体，有益于操作者的身体健康。同时对周围环境不会有污染。

3.2 方便：携带和使用都很方便，在标准电源环境下都可以使用，不受风力、温度、易燃物等外界环境的影响。

3.3 安全：操作过程中无明火，对使用时外部条件要求较低。

3.4 节能：按每天工作8小时计算，其耗电量在0.3~0.4千瓦时，成本比酒精低。

学习心得笔记：

项目二
单个牙尖及殆 1/3 冠滴蜡塑形

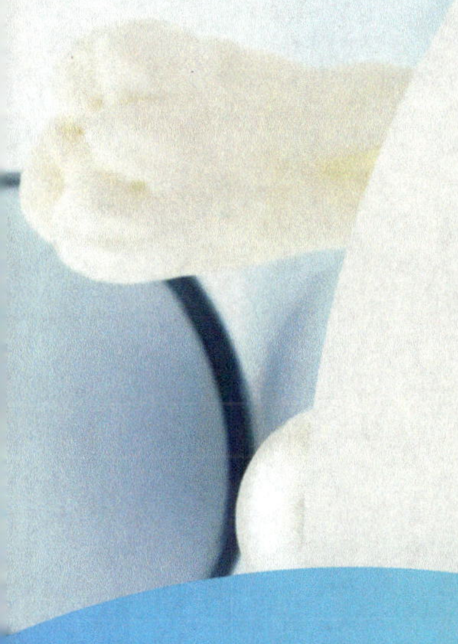

项目导入

请思考：临床中哪颗牙齿修复的概率大？为什么？

项目目标

掌握单个牙尖及殆 1/3 冠滴蜡塑形的操作方法和注意事项，通过动手操作，锻炼独立思考、归纳总结的能力。

项目导图

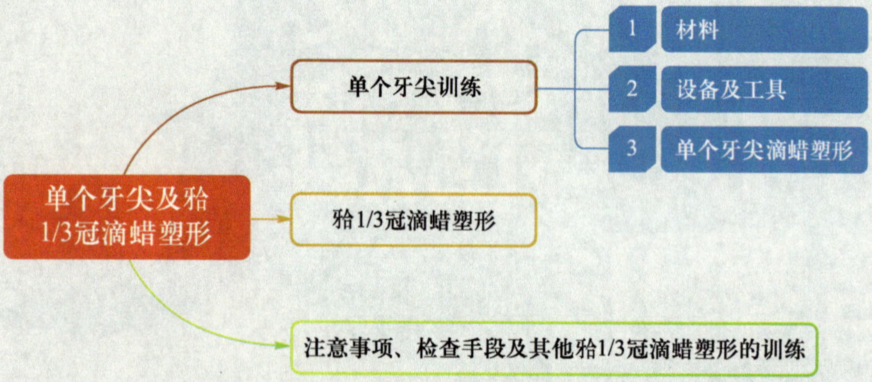

项目二

单个牙尖及殆1/3冠滴蜡塑形

任务一 单个牙尖训练

学习心得笔记：

知识平台

下颌第一磨牙单个牙尖的训练是对蜡型基础训练的延续学习内容，需要掌握下颌第一磨牙单个牙尖蜡型训练的目的、使用的工具、材料和设备，重点掌握单个牙尖的滴制方法及步骤，以及完成后的检查和注意事项。本任务将对以上这些内容进行具体学习。

单个牙尖及𬌗1/3冠滴蜡训练的目的：

1. 掌握下颌第一磨牙相应的牙体解剖形态。
2. 掌握工具、材料、设备的使用方法及注意事项，并能熟练应用。
3. 掌握滴蜡基本方法和流程。
4. 锻炼观察能力和检测牙体解剖形态的能力。

子任务一 单个牙尖及𬌗1/3冠滴蜡所使用的材料

1. 牙科专用蜡：详见项目一

2. 𬌗1/3模型

𬌗1/3模型介绍

下颌第一磨牙圆盘模型	模型介绍	注意事项
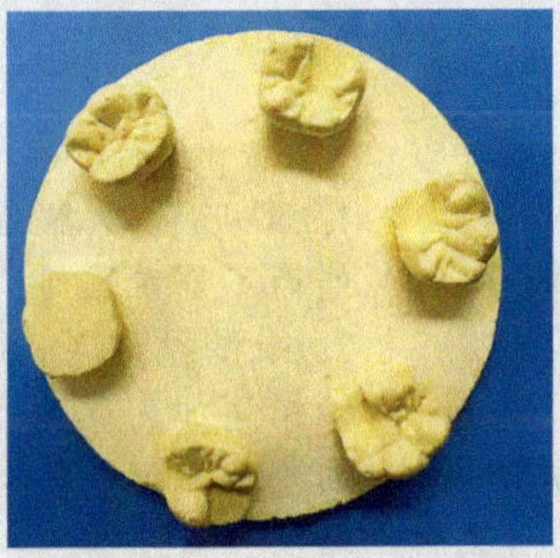	1. 模型由下颌第一磨牙五个不同牙尖缺失的牙冠和一个完整牙冠组成，其中完整的牙冠作为滴蜡训练的标准参照 2. 四个牙冠分解训练5个牙尖，顺序按顺时针方向，即远中颊尖、近中舌尖、远中舌尖、近中颊尖、远中尖 3. 训练过程由简单到复杂，循序渐进	滴蜡塑形前，需要检查修整模型，去除表面多余的石膏瘤，填补有气泡的位置

学习心得笔记：

3. 纸巾

纸巾的作用和使用方法

纸巾	作用	使用方法
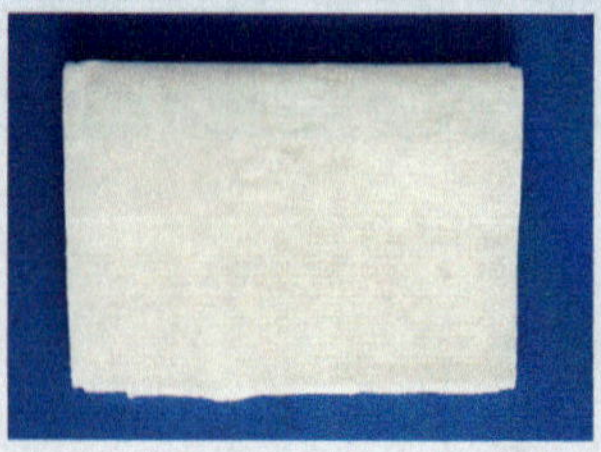	1. 清理滴蜡笔 2. 蜡型完成后的抛光	1. 用纸巾擦拭滴蜡笔，将滴蜡笔上的蜡液清理干净 2. 蜡型完成后用纸巾轻轻擦拭蜡型表面，擦去残蜡及刀痕，达到抛光的效果

子任务二 单个牙尖及𬌗 1/3 冠滴蜡所使用的设备及工具

1. 设备：电子熔蜡器 详见项目一

2. 工具

2.1 滴蜡笔 详见项目一

2.2 毛刷

雕刻刀

单个牙尖及𬌗 1/3 冠滴蜡其他工具的作用及使用方法

序号	内容	图示	作用及使用方法	注意事项
1	毛刷	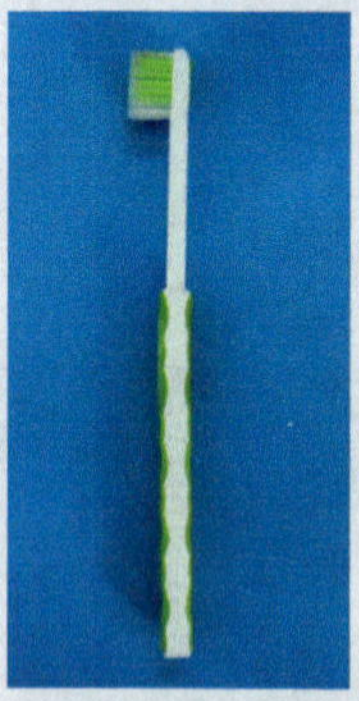	作用： 用于清洁蜡屑，使蜡型保持清洁干净 使用方法： 1. 清洁轴面时，用毛刷按照一个方向刷掉蜡屑 2. 清理𬌗面时，用毛刷从中心向外刷掉蜡屑	1. 使用时注意力度的掌握。如果用力过大，会将滴制好的蜡型与模型分离，或者破坏𬌗面解剖形态 2. 最好选用较柔软的毛刷，或软毛牙刷
2	雕刻刀	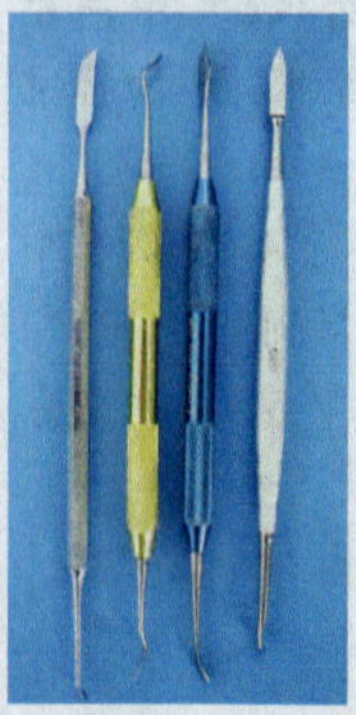	作用： 精细部位的修整（如沟嵴的修整） 使用方法： 1. 握持方式为执笔式 2. 操作时必须有支点	1. 塑形主要靠堆蜡而不是靠雕刻 2. 蜡型抛光时，靠滴蜡笔加热烫光滑而不是雕刻刀刮平蜡型表面

子任务三　单个牙尖滴蜡塑形

单个牙尖滴蜡塑形操作流程

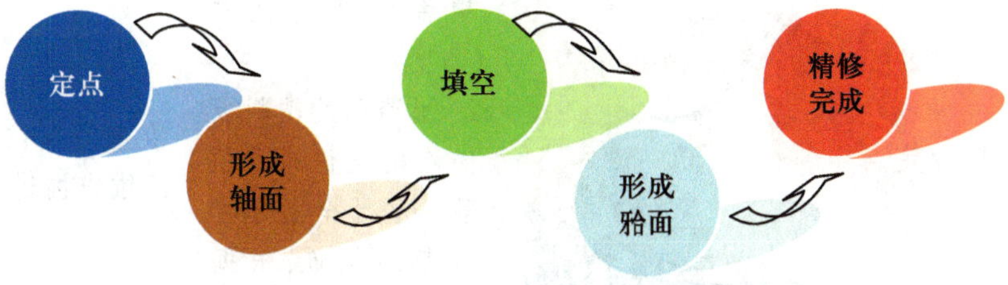

根据所需材料、设备及工具进行准备，小组讨论研究单个牙尖是如何滴制的。

任务实施

单个牙尖滴蜡塑形的操作流程（以下颌第一磨牙的远中颊尖为例）

序号	内容	图示	方法及步骤	注意事项
1	定点	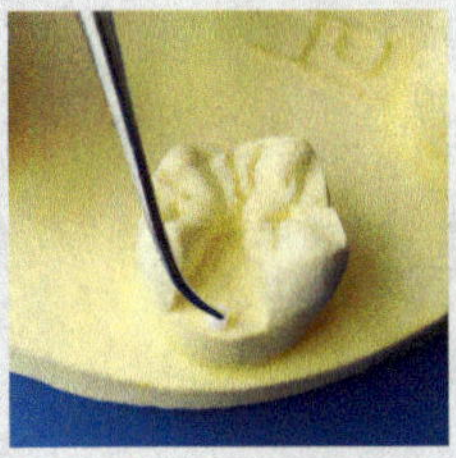	定点即确定牙尖顶点。 第一步 1. 观察确定出牙尖顶点对应的位置 2. 滴蜡笔加热取蜡，在确定的位置上加蜡，形成蜡堆	操作时要注意蜡温蜡量的控制 1. 如果蜡温过高，不易成形，而且蜡液会浸入石膏模型内，制作完成后牙尖蜡型不易完整取下 2. 如果蜡温过低，蜡液与石膏模型不结合，滴成的蜡柱容易脱落
		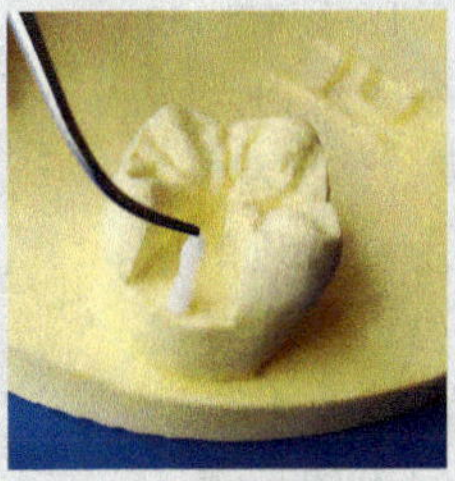	第二步 1. 在原定点蜡滴基础上，进一步加蜡将所定的点加高 2. 叠加蜡滴过程中，需与标准模型进行对比，至与标准模型牙尖点位置一致	注意叠加蜡滴时的方向，要逐渐地向颊尖顶点位置靠近

学习心得笔记：

敲黑板

定点即确定牙尖顶点。
做事先观察，找准点位置。
一点到点位，二三点加高，
不断点扩大，最终点精确。
操作要注意，温度高与低，
难成最终需；若是蜡量少，
多次操作累，若是蜡量多，
精准点难找。

学习心得笔记：

续表

序号	内容	图示	方法及步骤	注意事项
1	定点	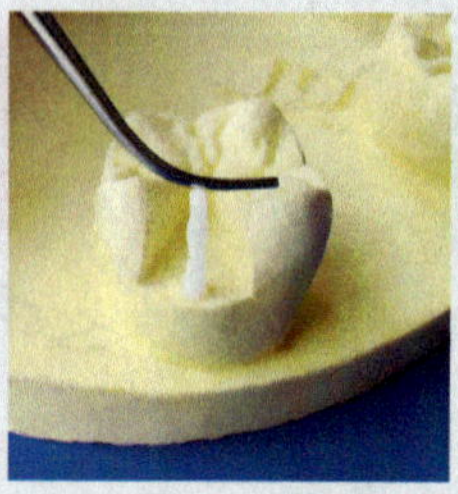	第三步 1. 精确牙尖顶点的位置，从三维方向观察，即近远中向、颊舌向及垂直向（高度） 2. 用透明的塑料板描绘出完整的下颌第一磨牙全冠牙尖顶点的位置，根据透明图来检查定点位置是否准确 3. 针对牙尖顶点位置不正确的地方，加以改正	检查定点位置要从三维方向进行检查
2	形成轴面	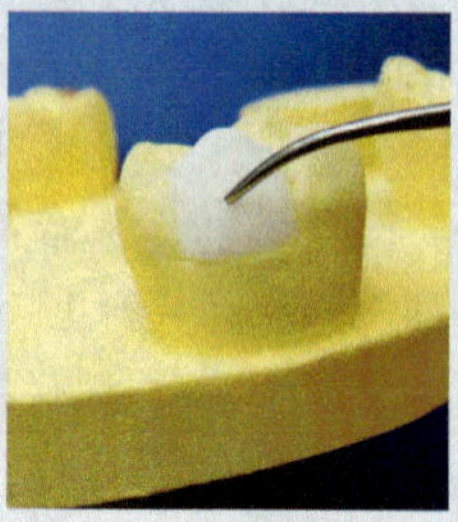	1. 连线：将相邻牙尖交界与定点小柱相连形成牙尖嵴 2. 形成轴嵴：由牙尖顶向颈部加蜡形成轴嵴 3. 形成外形高点：下 6 颊面的外形高点在颈 1/3 处，在颈 1/3 处加蜡，达到外形高点突度 4. 轴面完成：填出牙尖轴嵴两侧的斜面	1. 牙尖嵴形态正确，与邻尖牙尖嵴连续 2. 轴嵴突度位置正确 3. 斜面不能高于轴嵴 4. 蜡型与石膏的衔接处自然，形成一个整体
3	填空并形成𬌗面	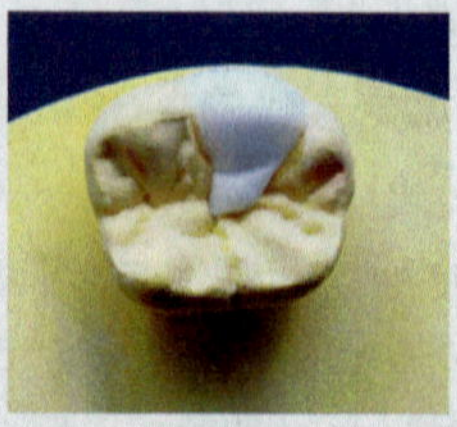	先滴主三角嵴，后滴副三角嵴 1. 填空：将轴面与模型之间的空隙加蜡到距𬌗面 1 mm 处 2. 观察标准模型，将主副嵴的走向及沟的深度等掌握清楚 3. 在主嵴嵴顶的位置加蜡，达到突度后再恢复主嵴形态 4. 滴制副嵴的方法同上	1. 牙尖的𬌗面主嵴高度要与其他牙尖相协调 2. 有一定的饱满度，嵴的走向要正确 3. 主沟深而宽，副沟浅而窄；沟要清晰，不可有蜡屑 4. 要注意轴角处的恢复，细微处的修整可用细滴蜡笔和雕刻刀来完成

敲黑板

轴面形成如盖房，先垒砖块叠叠高，到了上方有形态，墙面要做小造型，凸凹有致才漂亮，最后轴面涂光滑。

下颌第一磨牙其余四个牙尖的滴制方法与远中颊尖的滴制方法相同。

近中舌尖滴蜡塑形的流程图

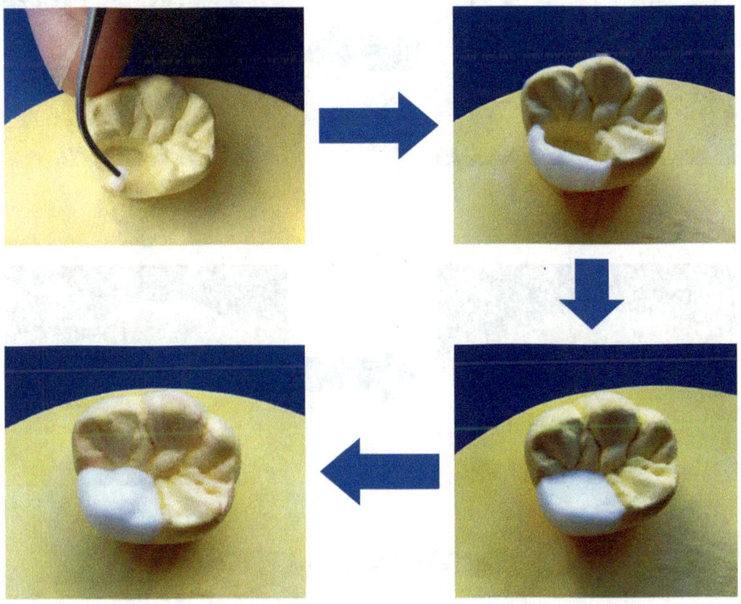

远中舌尖滴蜡塑形的流程图

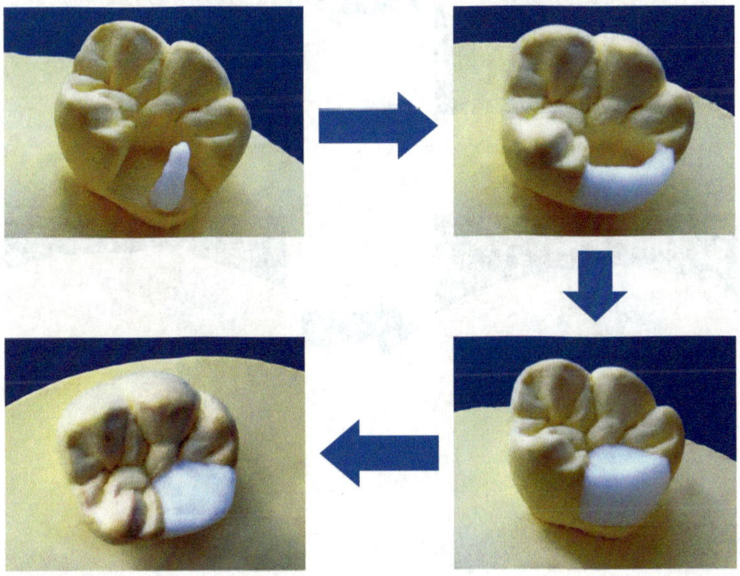

学习心得笔记:

学习心得笔记:

近中颊尖滴蜡塑形的流程图

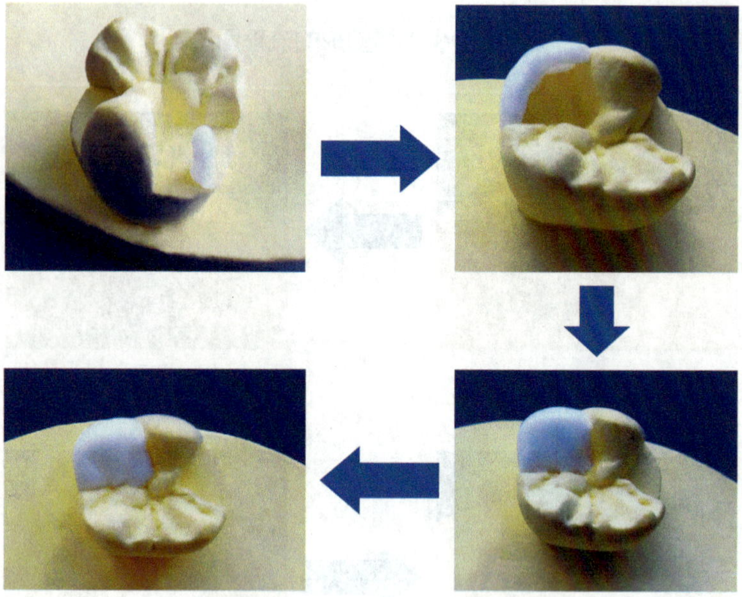

远中尖滴蜡塑形的流程图

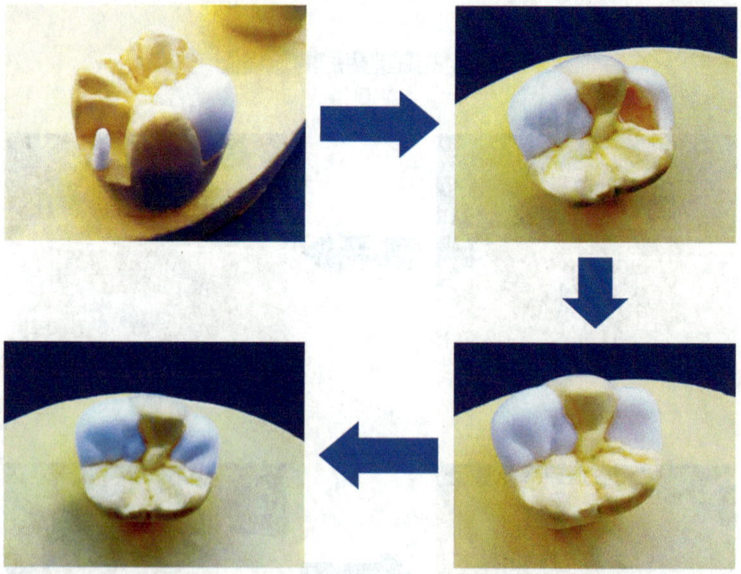

任务练习

1. 想一想,单个牙尖滴制的操作难点是什么?

2. 分小组进行训练,采用所学的操作方法进行单个牙尖的滴制练习。

知识拓展

1. 轴嵴：为牙轴面上从牙尖顶伸向牙颈部的纵形隆起。

2. 牙尖嵴：从牙尖顶端分别斜向近、远中的嵴称为牙尖嵴。

3. 边缘嵴：是指前牙舌面近远中边缘及后牙𬌗面边缘的长条状牙釉质隆起。

4. 外形高点：相对于牙体长轴而言，牙冠各轴面上最突出的部分称为外形高点。所有外形高点的连线称为外形高点连线。

学习心得笔记：

学习心得笔记：

敲黑板
先画分区再定点，定点之后需加高，三维标记牙尖点，最后三维来检查。

敲黑板
先垒轴面后呈嵴，再做轴面和突度，最后光滑也重要，不要刀痕和蜡屑。

任务二 𬌗 1/3 冠滴蜡塑形

知识平台

掌握𬌗 1/3 冠的滴塑方法。

1. 𬌗 1/3 冠滴蜡塑形时所用的材料和设备、工具同任务一。
2. 𬌗 1/3 冠滴蜡塑形的流程同单个牙尖蜡型的滴制流程。

以小组为单位，根据子任务中对𬌗 1/3 冠滴蜡塑形所需材料、设备及工具进行准备，小组讨论研究𬌗 1/3 冠蜡型应如何滴制。

任务实施

𬌗 1/3 冠滴蜡塑形的方法及步骤

序号	内容	图示	方法及步骤	注意事项
1	定点	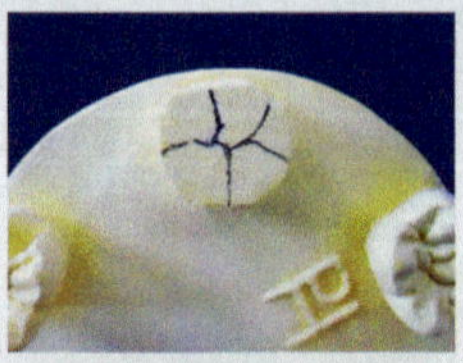 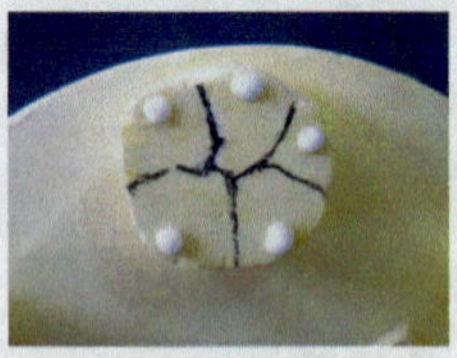 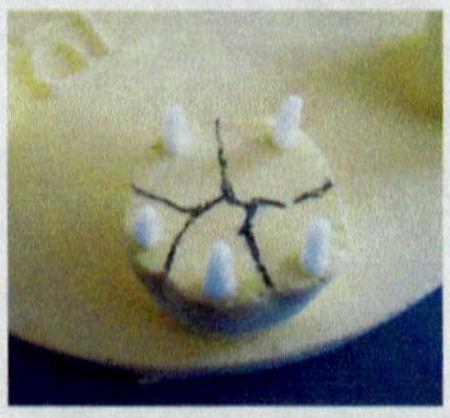	1. 在模型上画出五个牙尖的分区 2. 在模型上标记出五个牙尖点 3. 根据三维方向滴制并检查	1. 注意牙尖点位置和高度关系，可以借用直尺等工具进行测量，与标准模型进行比较 2. 同单个牙尖定点的检查方法一致，可利用透明图检查牙尖定点位置是否准确 3. 高度与单个牙尖高度不同，只为模型的 1/3
2	形成轴面	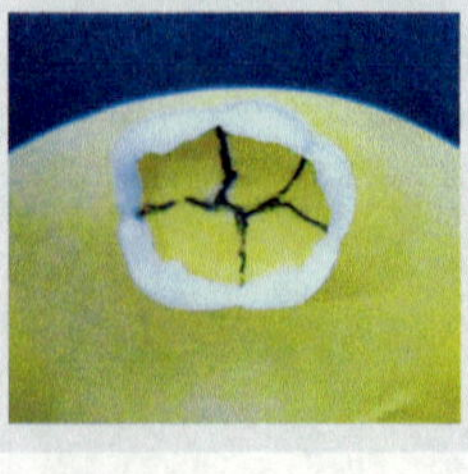	1. 连接各牙尖顶点，形成牙尖嵴 2. 恢复轴面与恢复单个牙尖方法一致	1. 轴面的恢复主要考虑轴嵴的突度及外形高点的位置 2. 轴面完成后，须有光滑度、无刀痕

续表

序号	内容	图示	方法及步骤	注意事项
3	填空形成𬌗面	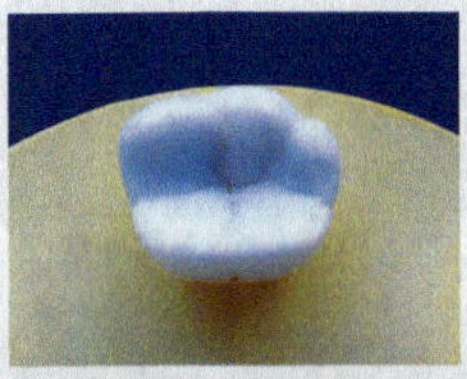 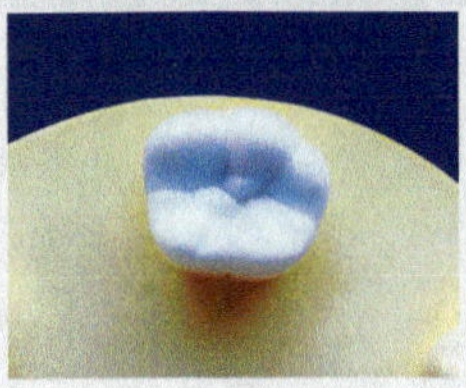	1. 按照𬌗面分区进行填蜡，形成𬌗面 2. 蜡型制作完成后检查邻面接触区 3. 按照单个牙尖顺序或顺(逆)时针顺序滴制完成。恢复𬌗面解剖形态时，要先恢复主嵴，再恢复副嵴，主沟较副沟略深	1. 中央窝处最深 2. 牙尖与牙尖之间独立，由主沟分开 3. 主沟深，副沟浅 4. 颊侧三个尖的大小关系为近中颊尖>远中颊尖>远中尖 5. 舌侧近中舌尖略大于远中舌尖 6. 舌尖为非功能尖，略尖锐；颊尖为功能尖，略圆钝
4	精修完成	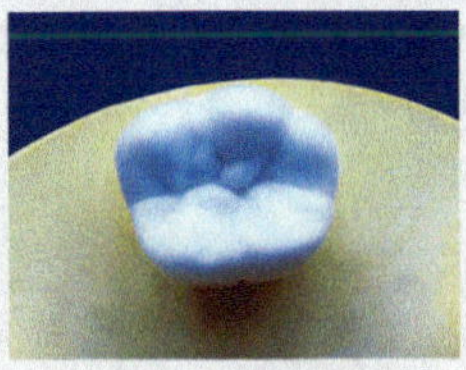	1. 用雕刻刀精修蜡型形态 2. 用毛刷清理蜡型表面蜡屑 3. 用面巾纸对蜡型表面进行抛光处理	1. 完成后的𬌗 1/3 冠要与石膏模型形成整体 2. 蜡型表面需光滑，无蜡屑，无刀痕

敲黑板

填空也要有分区，颊侧比例 2∶2∶1，舌侧比例似相等，先做主嵴后副嵴，最终形成主副沟，主沟宽深副沟浅。

敲黑板

精修分区嵴走行，去掉蜡屑与刀痕，抛光处理尤重要，重点修整蜡衔接。

任务练习

1. 根据理论知识绘制下𬌗第一磨牙的𬌗面解剖形态图，只有将𬌗面的形态掌握清楚，动手操作时才能胸有成竹。

2. 分组进行实训操作，小组成员间互相检查，共同进步。

𬌗 1/3 冠滴蜡塑形

知识拓展

下𬌗第一磨牙的解剖形态

颊面似梯形近中缘长而直，远中缘短而突。𬌗缘上可见 3 个颊尖，从大到小依次为近中颊尖、远中颊尖、远中尖。舌面较颊面小，光滑圆突。𬌗缘可见 2 个舌尖，近中舌尖稍大于远中舌尖。外形高点位于中 1/3 处。邻面似平行四边形。𬌗面呈长方形，有 4 条边缘嵴，3 个窝，3 个点隙和 5 条发育沟。

学习心得笔记：

学习心得笔记：

任务三 注意事项、检查手段及其他殆1/3冠滴蜡塑形的训练

知识平台

单个牙尖及殆1/3冠滴蜡的注意事项：

1. 物品摆放要合理：滴蜡笔、蜡、圆盘之间距离越近越好，如三样物品紧邻，与操作者距离恰当，既可以节约时间，又利于速度训练。
2. 注意控制蜡温、蜡量。
3. 定点位置要准确。
4. 殆缘处应注意内收。
5. 轴嵴、轴角、轴面突度、边缘嵴、三角嵴等位置正确。
6. 各牙尖大小、比例准确、协调。
7. 主三角嵴要丰满。
8. 主、副沟区分要明显，分界要清晰。
9. 发育沟走行要自然流畅。
10. 尽量用滴蜡笔烫光表面，少用雕刻刀修整。
11. 干净清洁。
12. 表面光滑、无刀痕。

任务实施

三种检查手段：摸、量、看

单个牙尖及殆1/3冠滴蜡的检查手段及方法

序号	内容	图示	检查方法	检查内容
1	摸	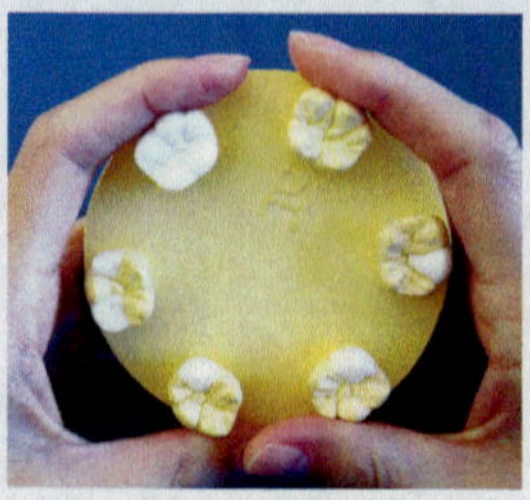	用手摸牙冠轴面的突度，与标准模型进行对比，利用触觉去检查蜡型是否标准	主要检查轴面突度大小

敲黑板
检查三种小手段，不是简单就拥有，需要经验和观察，多加练习才好用。

续表

序号	内容	图示	检查方法	检查内容
2	量	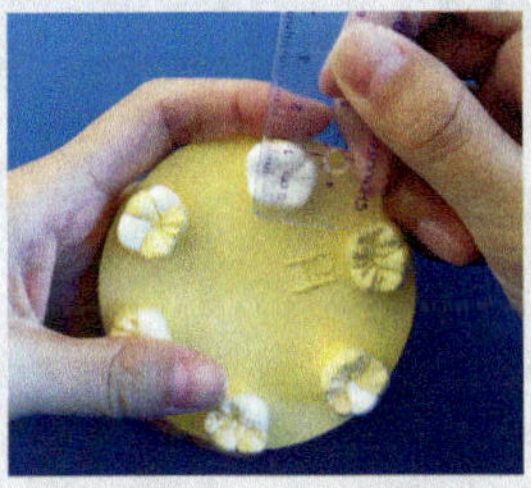	借用直尺等工具进行蜡型检查，可以更准确地找出完成后的蜡型与标准模型之间的差距	牙尖位置需要从三维方向检查，即近远中向、颊舌向及船龈向
3	看	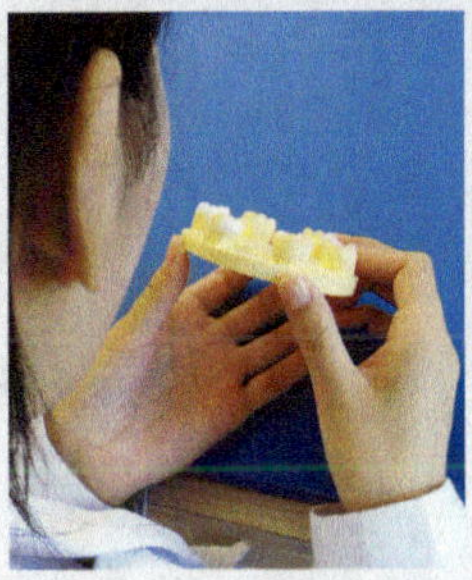	通过眼睛观看模型进行检查，将完成的蜡型与标准模型进行比较，找出不足之处	1. 主副嵴的形态走向及饱满度 2. 主副沟的深度走行 3. 船面的分区 4. 蜡型整体的光滑度

上颌第一前磨牙和上颌第一磨牙的蜡型训练，制作流程同下颌第一磨牙，以下是制作完成的上颌第一前磨牙和上颌第一磨牙的蜡型图。

制作完成的上颌第一前磨牙和上颌第一磨牙蜡型图

上颌第一前磨牙蜡型	上颌第一磨牙蜡型
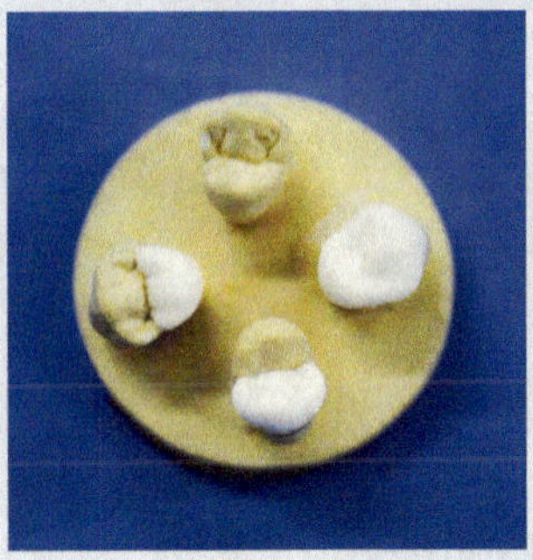	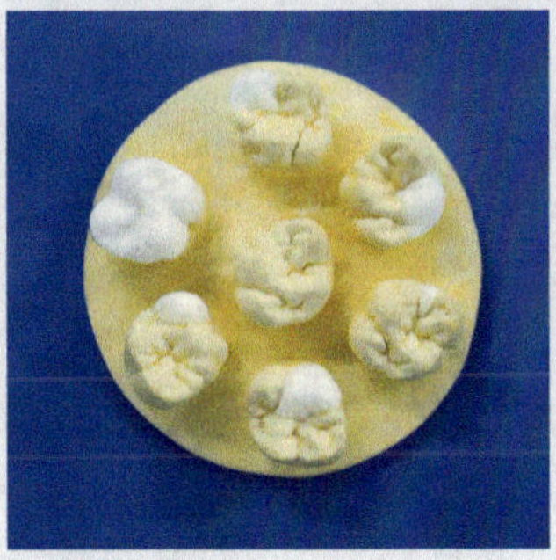

任务练习

1. 除了我们学过的蜡型检查方法，还有哪些更好的方法？

2. 分小组进行圆盘蜡型训练，完成后小组内互相检查评分，最后完成项目评定。

学习心得笔记：

单个牙尖训练、𬌗 1/3 冠滴蜡塑形任务评定表

评定项目	分值	考核标准	评分标准	学生自评	小组评分	教师评分	备注
素质要求	20 分	1. 实训备品摆放合理 2. 坐姿正确 3. 工具及设备使用方法正确	1. 摆放不当，扣 1~5 分 2. 坐姿不正确，扣 1~5 分 3. 操作手法不正确，扣 1~10 分				
定点	10 分	定点准确	定点不准确，扣 1~10 分				
𬌗缘	20 分	1. 𬌗边缘嵴位置正确 2. 形态正确	1. 𬌗边缘嵴位置不正确，扣 1~10 分 2. 形态不正确，扣 1~10 分				
轴面	20 分	1. 轴面外形高点、轴嵴位置及突度正确 2. 蜡型与石膏模型衔接处无台阶、无悬突	1. 轴面外形高点、轴嵴位置及突度不正确，扣 1~10 分 2. 蜡型与石膏模型衔接处有台阶或有悬突，扣 1~10 分				
𬌗面	20 分	1. 沟嵴形态正确，走行自然 2. 主副嵴、主副沟分界清晰	1. 沟嵴形态不正确，走行不自然，扣 1~10 分 2. 主副嵴、主副沟分界不清晰，扣 1~10 分				
光滑度	10 分	1. 表面光滑 2. 无蜡屑	1. 表面不光滑，扣 1~5 分 2. 有蜡屑，扣 1~5 分				
总分	100 分						

学习心得笔记：

知识拓展

上颌第一前磨牙的解剖形态

上颌第一前磨牙是前磨牙中体积最大的牙，颊尖偏向远中，颊侧外形高点在颈 1/3 的颊颈嵴上。舌面小于颊面，似卵圆形，光滑而圆突，舌尖较颊尖短小、圆钝，偏向近中，外形高点在中 1/3。𬌗面外形为轮廓显著的六边形，近中沟为上颌第一前磨牙的特有解剖标志。

上颌第一磨牙的解剖形态

上颌第一磨牙约 6 岁时萌出，故又名“六龄齿”，颊面略呈梯形，近远中宽度大于𬌗颈高度，近中缘长而直，远中缘短而突，近中颊尖略宽于远中颊尖，颊面外形高点在近中颊轴嵴的颈 1/3 处。舌面近中舌尖宽于远中舌尖，外形高点在中 1/3 处。𬌗面上四个牙尖由大到小依次为近中舌尖，近中颊尖，远中颊尖，远中舌尖。颊尖较锐，舌尖较钝。少数近中舌尖的舌侧有第五牙尖，又称“卡氏尖”。第五牙尖的尖顶不到达𬌗面，也无髓角，所以称其为“结节”更恰当。

学习心得笔记：

项目三 全冠蜡型的制作

项目导入

患者，男，26 岁。检查发现右上颌第一磨牙已经拔出牙髓，需要进行修复。请思考应该做什么样的修复体。

项目目标

掌握全冠蜡型制作的方法和标准，通过实训操作，锻炼独立思考和动手操作能力。

项目导图

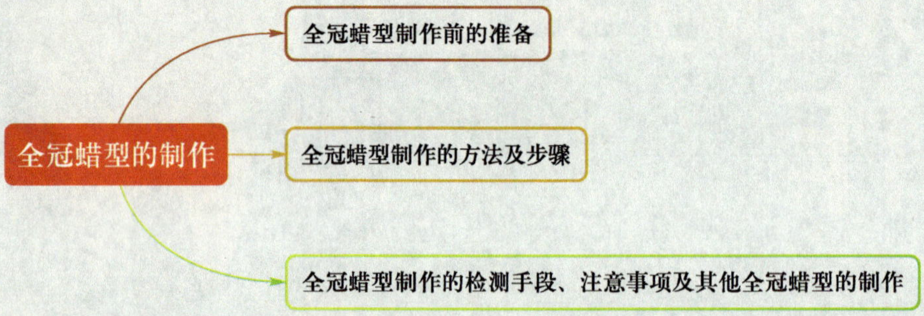

项目三 全冠蜡型的制作

任务一 全冠蜡型制作前的准备

学习心得笔记：

知识平台

全冠蜡型制作前的准备工作，包括滴蜡时所使用的材料、工具和设备等。殆架是蜡型制作中必不可少的设备。需要掌握殆架的组成、如何组装殆架及如何上殆架。

全冠蜡型制作的目的：

1. 掌握蜡的性能及各色蜡的用途。
2. 熟练掌握设备及工具的使用方法及注意事项。
3. 掌握牙体解剖形态。
4. 锻炼观察和检测的能力。

子任务一 全冠蜡型制作所使用的材料

一、蜡

塑形蜡：四色蜡、铸造蜡及软蜡、颈缘蜡、内冠蜡。

四色蜡、铸造蜡详见项目一。

颈缘蜡、内冠蜡材料说明

序号	内容	图示	材料说明
1	颈缘蜡	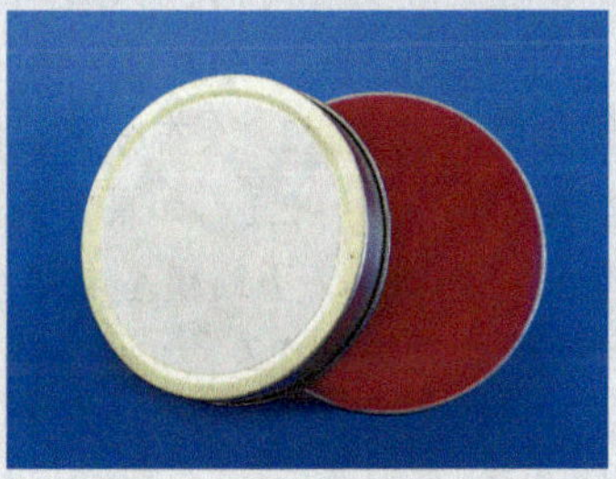	颈缘蜡 与四色蜡中的红色蜡用途一致，颈缘蜡无张力，流动性好，边缘密合性好

学习心得笔记：

续表

序号	内容	图示	材料说明
2	内冠蜡	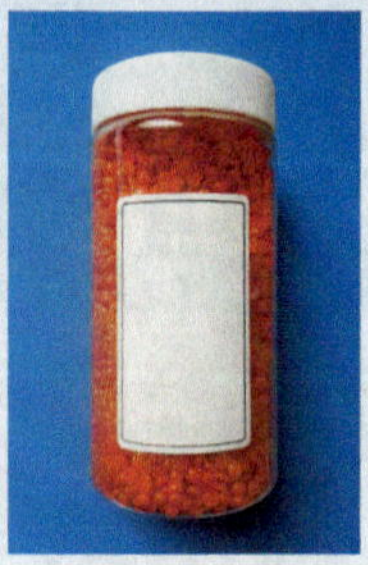	内冠蜡 专用于制作内冠时使用的蜡 与浸蜡设备同时使用

二、其他材料

全冠蜡型制作其他材料的作用和使用方法

序号	内容	图示	作用	使用方法	要求
1	硬化剂	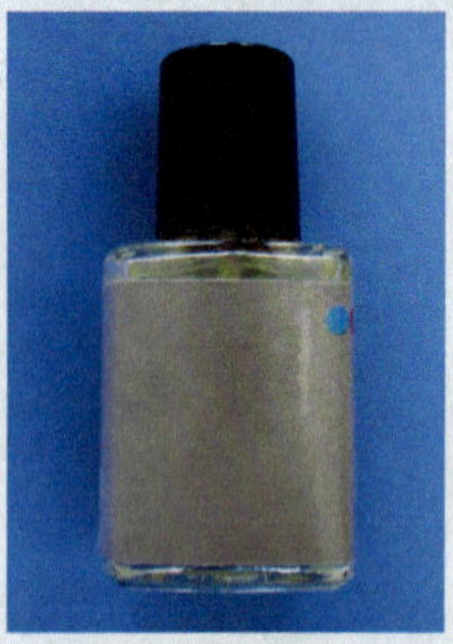	起硬化作用，增加模型的强度，保护模型	1. 用小毛刷蘸取适量硬化剂 2. 按照一定的方向均匀涂布在代型上	1. 涂布硬化剂时要涂到代型颈缘下 1.0 mm 2. 切忌反复涂抹，要求薄薄一层即可 3. 涂布表面要光滑且均匀
2	间隙漆	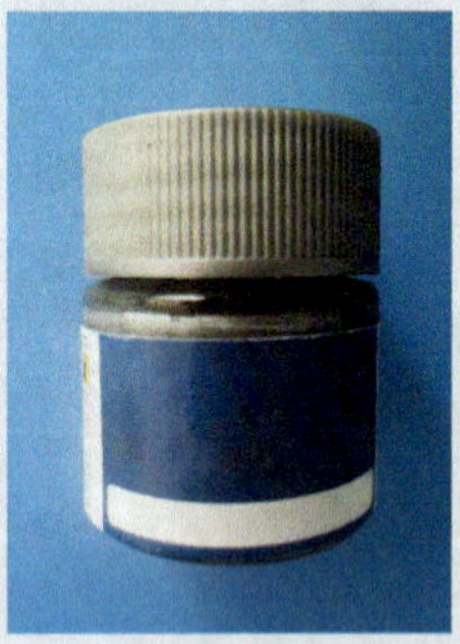	1. 给粘固剂预留出一定的空间 2. 可以补偿铸造后金属合金的收缩	1. 使用间隙漆前先摇匀，有利于涂抹时保持厚度均匀一致 2. 用小毛刷蘸取适量的间隙漆 3. 按照从颈部到𬌗面的方向，在代型上均匀涂布，磨牙的𬌗面也需要按照一定的方向进行涂布	1. 涂布间隙漆的位置为代型颈缘上 0.5~1.0 mm 2. 涂布间隙漆的理想厚度为 25~35 μm 3. 切忌反复涂抹，要光滑、完整且均匀一致
3	分离油	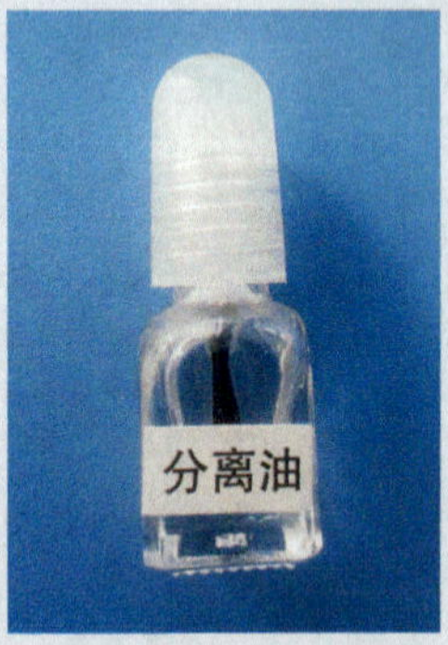	使工作模型和制作好的蜡型能够完全地分离	1. 滴制蜡型前使用，待间隙漆完全凝固，用小毛刷蘸取适量的分离油 2. 在代型上轻轻地涂布一层分离油	1. 不仅工作模型表面要涂布分离油，其邻牙和对𬌗牙也需要涂布分离油 2. 涂布分离油的量要适当 2.1 如果分离油涂布过少，则起不到模型与蜡型的分离效果 2.2 如果分离油涂布过多，则蜡液在模型上固位效果差，特别是定点时，蜡锥容易脱落 2.3 涂布分离油时应超过颈缘位置，约在颈缘下 1.0 mm

续表

序号	内容	图示	作用	使用方法	要求
4	石膏粉	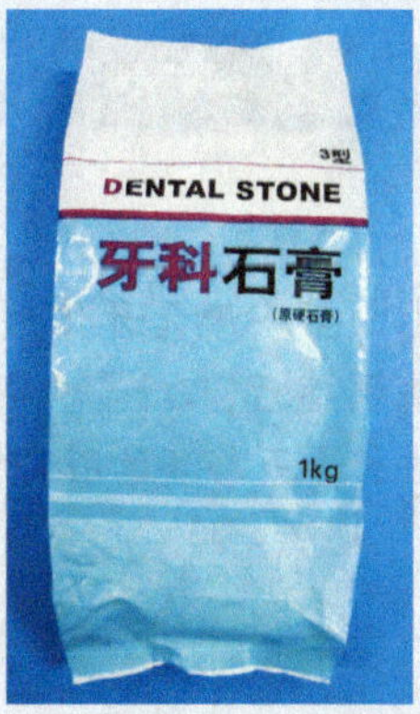	把模型固定到𬌗架上	1. 取适量水于皮碗内 2. 按水粉比加入适量的粉（水：粉 =100 g：45~50 mL） 3. 用调刀按一个方向匀速搅拌，搅拌时间依据产品说明书	1. 使用的工具必须干净 2. 搅拌时间不宜过长或过短 3. 沿一个方向进行搅拌防止出现气泡
5	二合一胶	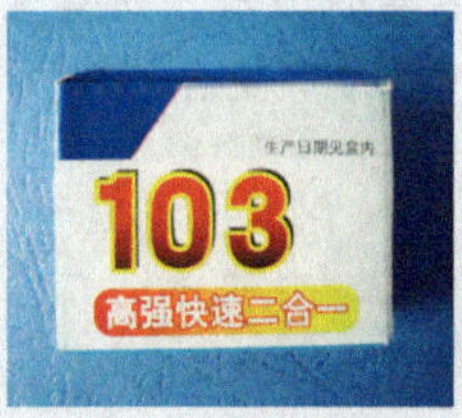	固定磁盘与下颌体	1. 按 1∶1 比例混合 2. 使用调拌棒将其放入磁盘内，利用𬌗架锁确定空间大小，固定磁盘 3. 等待凝固，24 h 后可使用	二合一胶的种类有很多，详细要求见说明书
6	咬合纸	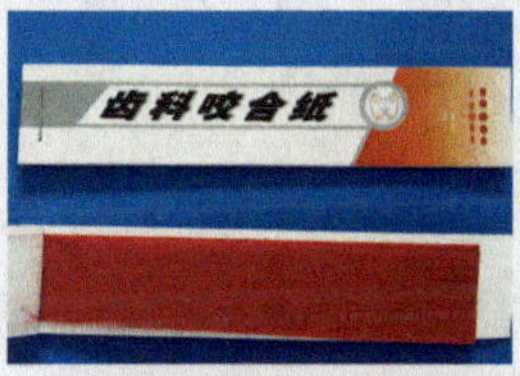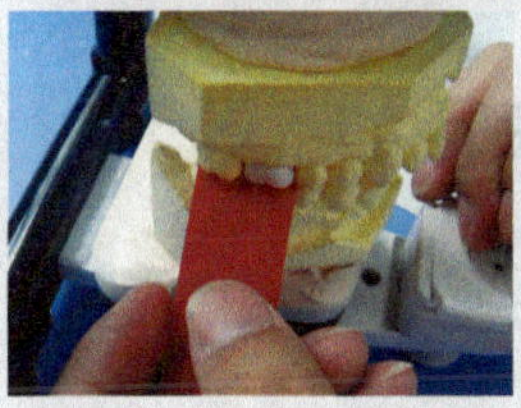	1. 用于蜡型制作过程中𬌗面咬合点检查 2. 用于蜡型制作完成后邻面接触区的检查	1. 检测咬合情况 1.1 将咬合纸放到蜡型的𬌗面上 1.2 关闭𬌗架，轻轻地做咬合及侧方运动 2. 检测邻接关系，接触区的位置、形态和大小 2.1 将咬合纸分别放在蜡型的近远中面 2.2 轻轻地将其抽出，观察接触区的情况	1. 厚度为 40 μm 2. 双面咬合纸
7	毛巾纸巾	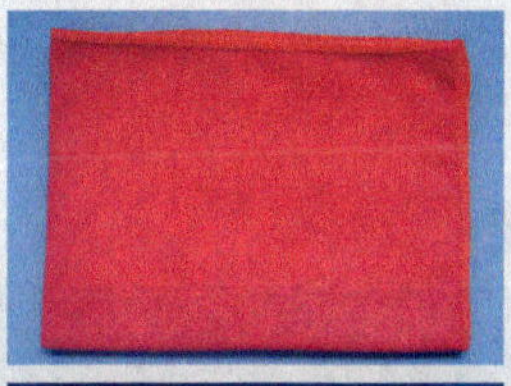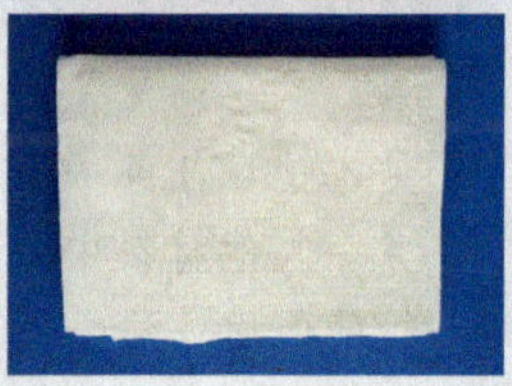	1. 用于清理滴蜡笔 2. 用于蜡型的抛光	1. 根据操作规范中物品摆放要求进行制作前的准备，将毛巾平铺于工作区域 2. 根据纸巾的作用将纸巾放在蜡的下方	纸巾用于蜡型制作后的表面抛光，所以要选择质量较好的纸巾

学习心得笔记:

三、石膏模型

全冠蜡型石膏模型介绍

序号	内容	图示	模型介绍
1	上颌工作模型	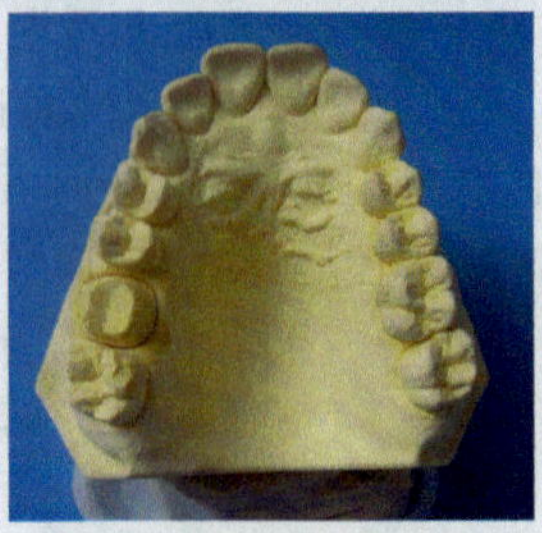	上颌第一磨牙牙体缺损,经医生牙体预备后,以上颌第一磨牙为基牙进行全冠修复的石膏模型
2	下颌标准模型	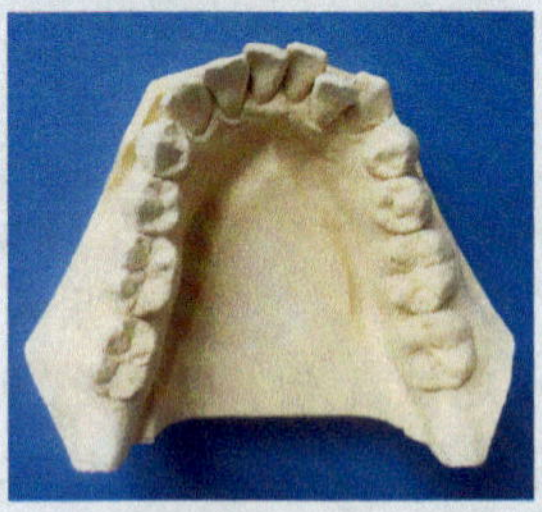	标准的下颌牙列模型,与上颌牙列模型形成咬合关系
3	上颌标准模型	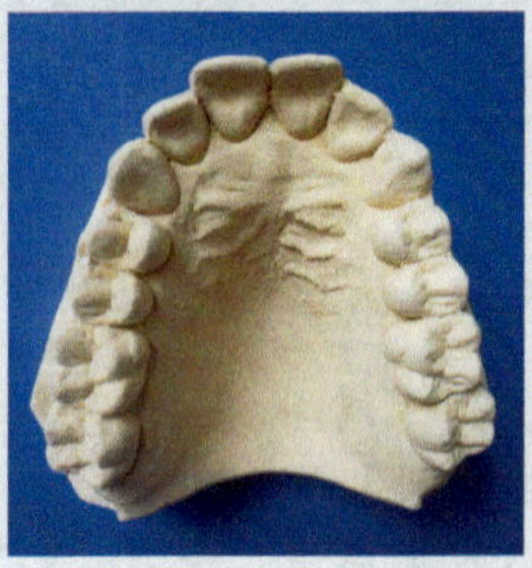	标准的上颌牙列模型,用于滴制蜡型时作为参考

子任务二 全冠蜡型制作所使用的工具

1. 滴蜡笔:详见项目一
2. 毛刷:详见项目二
3. 雕刻刀:详见项目二
4. 皮碗、调刀

调刀介绍

图示	作用	使用方法	要求
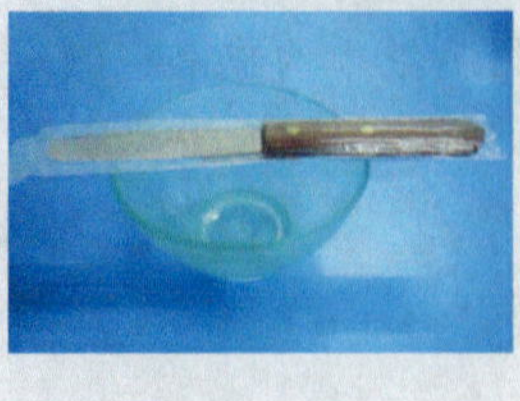	用于调拌石膏	见本项目任务一子任务一其他材料中石膏粉的使用方法	干净

学习心得笔记：

子任务三 全冠蜡型制作所使用的设备

1. 电子熔蜡器：详见项目一

2. 恒温浸蜡器、振荡器

恒温浸蜡器和振荡器使用方法

序号	名称	图示	作用	使用方法	注意事项
1	恒温浸蜡器	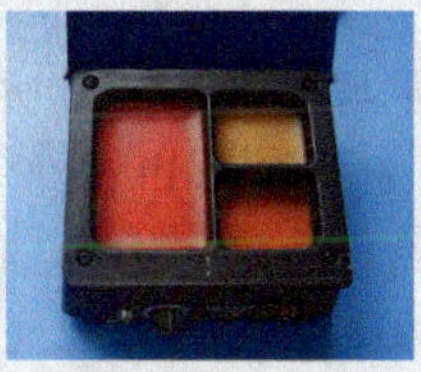	采用浸蜡法制作内冠时使用	1. 放入内冠蜡 2. 将浸蜡器温度调至 89~91 ℃ 3. 待内冠蜡完全融化后便可以进行内冠的制作	温度的设置 1. 温度过高：蜡液流动性太大，浸蜡后内冠太薄，且不易取下 2. 温度太低：内冠蜡熔化不全，流动性差，形成的内冠太厚或无法形成内冠
2	振荡器	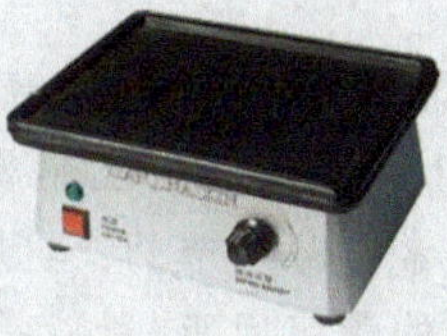	振荡搅拌后的石膏，排除气泡	1. 连接电源 2. 按动开关 3. 将皮碗放到振荡器上振荡	注意振荡的频率

3. 殆架

3.1 定义

殆架是一种具有与人体颞下颌关节相当的运动形式的机械装置，可以再现人体上颌对颞下颌关节的固有位置关系，模拟人体的下颌运动。

3.2 殆架的作用

3.2.1 记录和保持上下颌骨的位置关系。

3.2.2 模拟出与患者口腔咬合运动类似的下颌运动。

3.3 殆架的种类

学习心得笔记：

𬌗架种类

序号	名称	图示	具体介绍
1	简单𬌗架	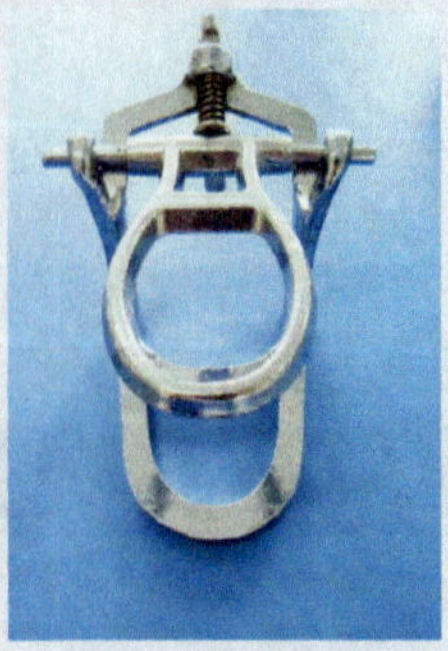	仅适用于经过口内调整就能达到良好修复效果的简单修复体的制作。只能保持正中𬌗，可以做开闭口运动，不可以做侧方𬌗和前伸𬌗运动
2	平均值𬌗架	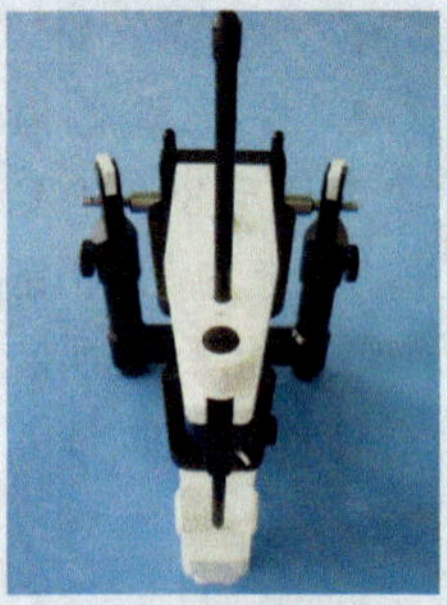	固定的前伸髁导斜度、侧方髁导斜度、Balkwill 角及 Bonwill 三角等下颌运动诸多要素平均值的𬌗架。因为下颌运动诸多要素的平均值已经固定，所以是不可调节型𬌗架
3	半可调节𬌗架	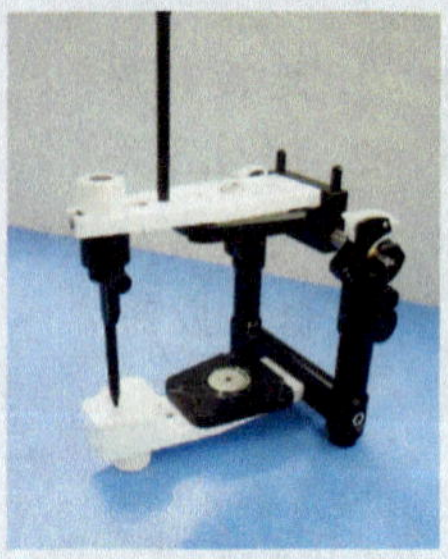	前伸髁导斜度、侧方髁导斜度、Balkwill 角及 Bonwill 三角等下颌运动诸多要素是可调节的，但是又不具备可调节的髁突间距，所以是一种能够大致再现下颌运动种类的𬌗架
4	全可调节𬌗架	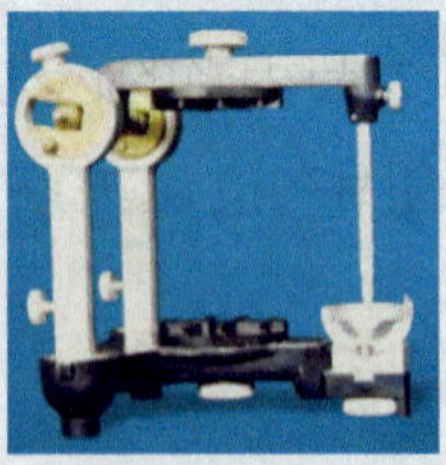	具有可调节的前方髁导斜度和工作侧、非工作侧髁导斜度，髁导形状与人类的相似，所以这种𬌗架是完全可以模拟人类下颌运动的

根据操作需要，本教材具体学习的是 Basic 𬌗架，这是一种平均值𬌗架，可以完成正中𬌗，侧方𬌗及前伸𬌗运动。下面将会对 Basic 𬌗架进行具体介绍。

Basic 殆架的组成

图示	部件名称

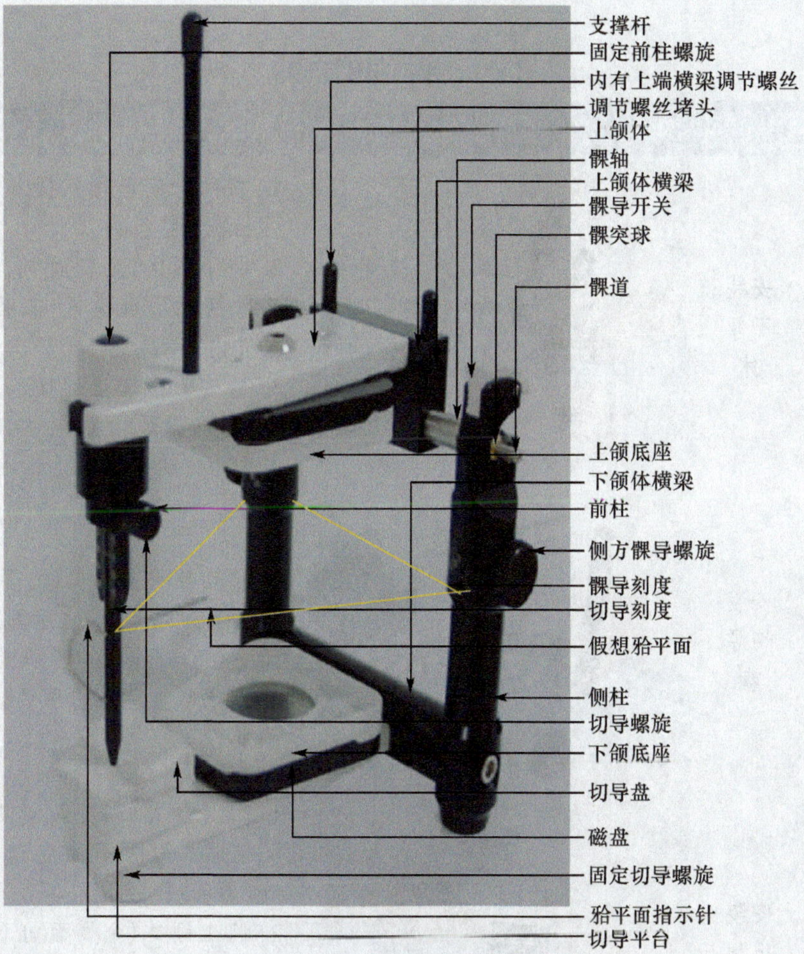

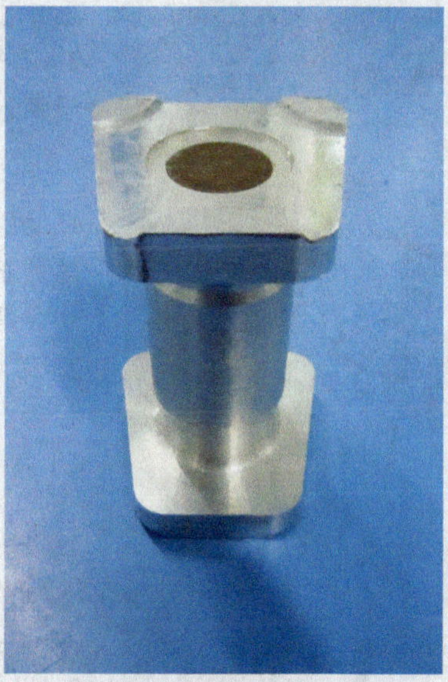

校对器

学习心得笔记:

学习心得笔记:

子任务四 组装𬌗架

Basic 𬌗架的组装流程

序号	内容	图示	方法步骤
1	安装下颌体	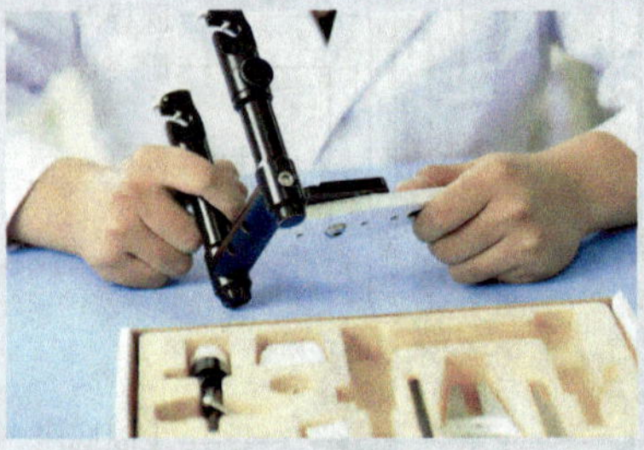	1. 将两个铜色螺丝插入下颌体相应的插孔内 2. 将下颌体(金属面向上)两套管插入下端横梁(凹面)的插孔内 3. 将套管配套螺丝插入下颌体横梁(圆面)的插孔内,用中号内六方旋紧螺丝
2	安装切导盘	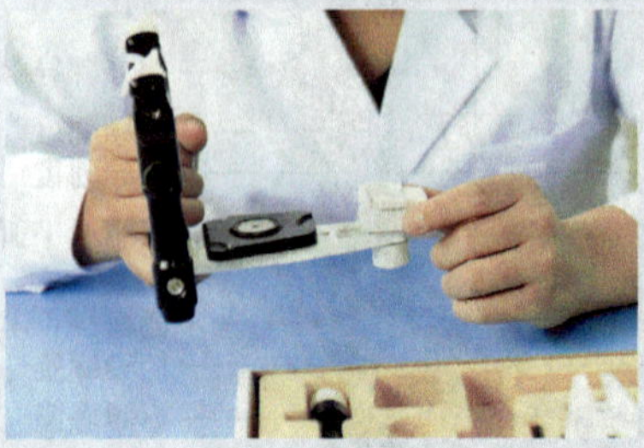	1. 将切导平台箭头(向下,内)插入下颌体开口处,用固定切导平台的螺旋(白色)旋紧 2. 将切导盘插入切导平台
3	安装上颌体	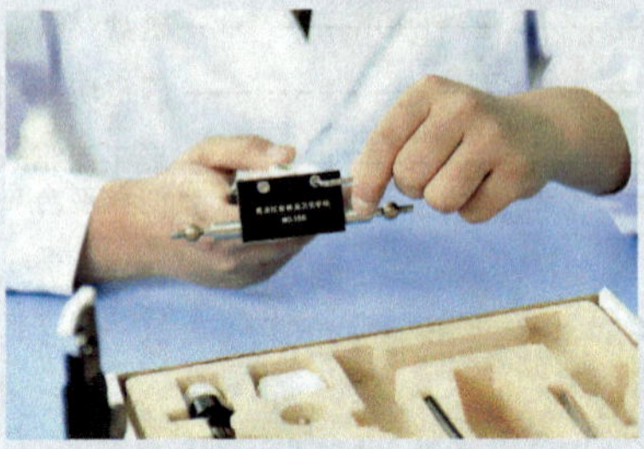	1. 髁导开关(刻度侧向内)对侧端插入侧柱,用髁导角度螺旋(黑色)旋紧 2. 将上颌体(金属面向下)固定于上颌体横梁(凹面端向上),用中号内六方旋紧螺丝 3. 调节髁导开关,将髁突球安于髁道内,使上下颌体相对
4	安装前定位刻度针	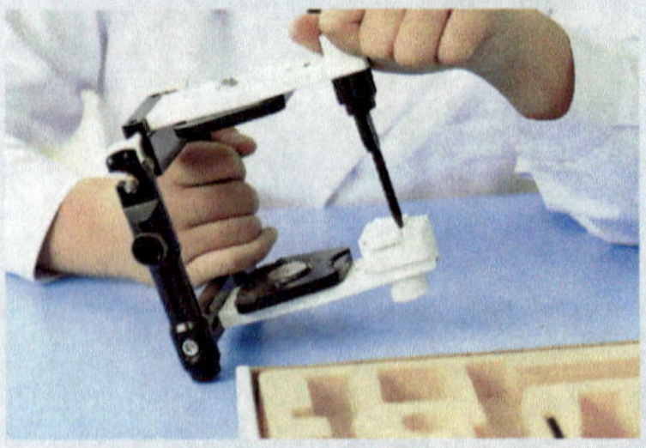	1. 切导刻度针(平面向前柱螺旋孔)插入前柱内,用调节切导螺旋旋紧 2. 用前柱螺旋(白色)固定前柱于上颌体(切导针向下)
5	安装底座	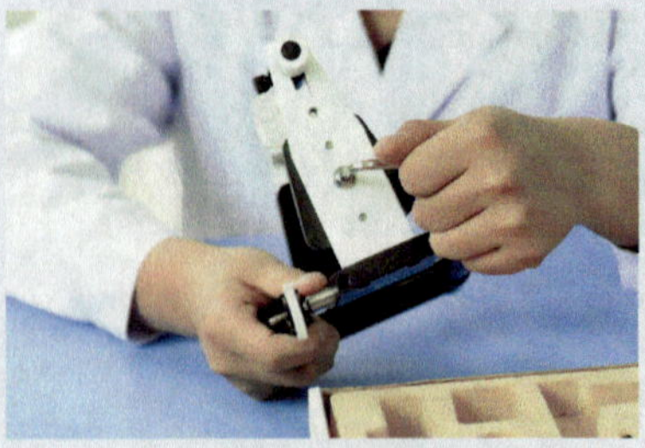	1. 用长粗螺丝将上颌底座(标记 TOP)安于上颌体下方(工具:大号内六方) 2. 用短粗螺丝将下颌体底座安于下颌体上方 注:下颌体需用胶固定

续表

序号	内容	图示	方法步骤
6	安装支撑杆	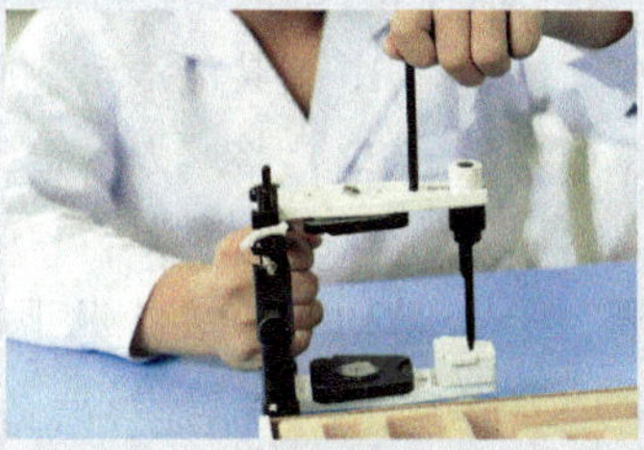	将支撑杆安于上颌体上面
7	调整	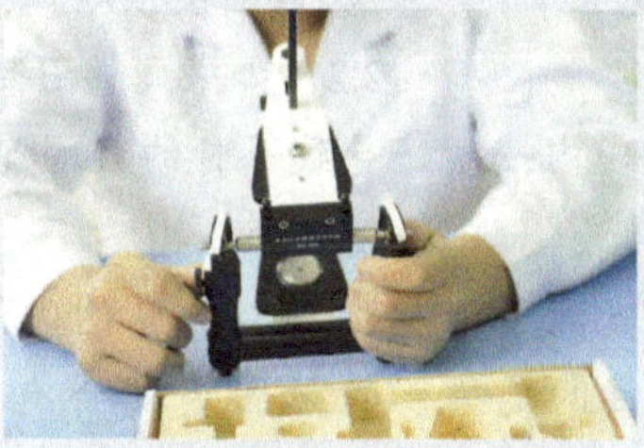	1. 用小号内六方松开上端横梁调节螺丝，将髁突轴尽量向外牵拉，使横梁位于正中位，旋紧横梁调节螺丝，然后安装黑色堵头 2. 松开髁导角度调节螺旋调至 0，旋紧螺旋 3. 松开切导刻度调节螺旋调至 0，旋紧螺旋 4. 在前定位刻度针插孔处，由外向内插入殆平面指示针
8	完成	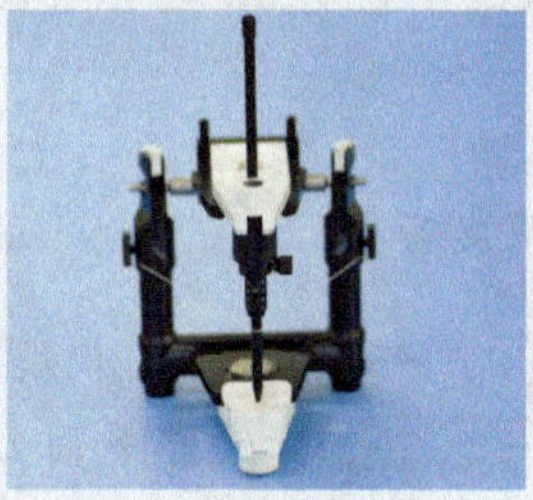	将橡皮筋套入侧柱和前柱凹槽内

子任务五　上殆架

上殆架前的准备

石膏的准备

1. 选择固位石膏原则：选择凝固快的——普通石膏。
2. 不同种类石膏的区别、特点（见知识拓展）。
3. 影响石膏凝固、强度、膨胀率的因素（见知识拓展）。

模型的准备

1. 观察上下颌模型与相应托盘间距离。
2. 距离过大加厚模型底座。
3. 上下颌模型底座打磨固位沟（也可底座浸水）以利固位。
4. 画咬合标志线（依据咬合标志线或蜡记录）。

殆架的准备

1. 调紧所有的开关、螺旋，上端横梁居中。
2. 侧方髁导调 15°，前方切导调 0°，如有医嘱遵医嘱。
3. 殆平面指针推进到最大限度。
4. 橡皮筋套于凹槽（在殆平面针上方）。
5. 取 2 个塑料托盘，分别置于上下颌底面。

学习心得笔记：

上𬌗架的方法及步骤

序号	内容	图示	方法及步骤	注意事项
1	调拌石膏	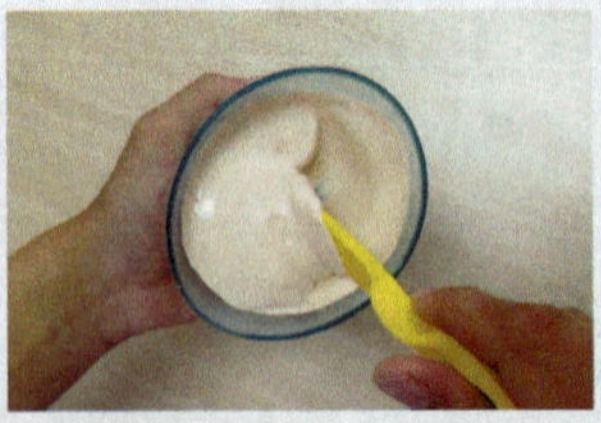 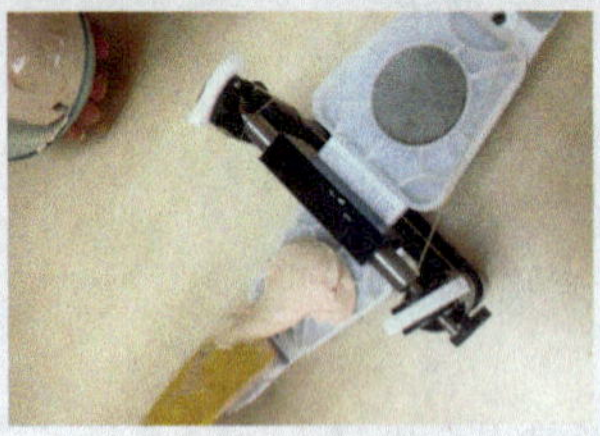	1. 材料及工具的准备 1.1 普通石膏,水 1.2 皮碗、调刀、振荡器 2. 在皮碗内注入适量的水 3. 按照水粉比(水∶粉=2∶1)向皮碗中放入规定量的石膏,可以将石膏均匀撒进水中,有利于调拌 4. 用调刀迅速地在皮碗内按顺时针方向迅速调拌 5. 石膏调拌完成,将皮碗放到振荡机上进行振荡,目的是排除调拌时产生的气泡 6. 用调拌刀取调拌好的石膏,放置在下颌托盘及模型底面	1. 工具清洁无杂质 2. 严格掌握水粉比,以免影响强度和膨胀系数 2.1 一般情况下,水少粉多时,石膏凝固快,强度高,但是如果水过少,石膏的膨胀率会增大,凝固后,不但强度降低,还会产生大量气泡,表面会很粗糙 2.2 如果调拌石膏时水多粉少,会导致石膏的凝固时间较长,而且强度降低 3. 调拌石膏的时间及速度对石膏的凝固速度会有影响,调拌时间越长、速度越快,石膏的凝固速度越快 4. 固定下颌模型时,石膏要调稠一些
2	调整下颌模型	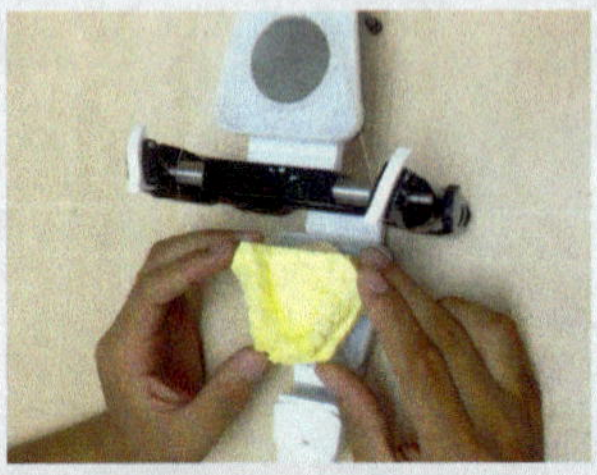 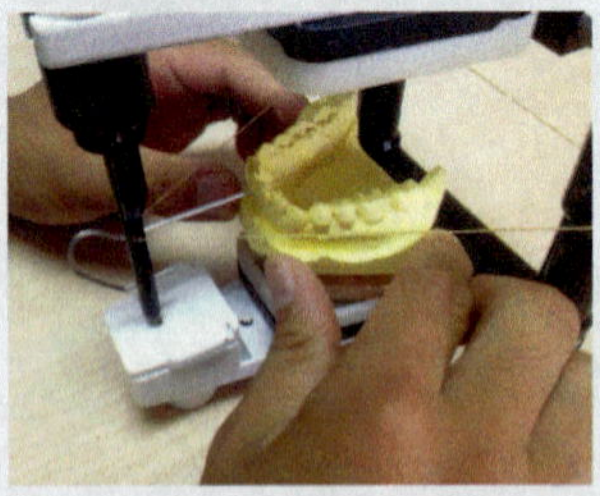	1. 关闭𬌗架,套上橡皮筋,皮筋三角平面代表𬌗平面 2. 下颌模型固位于托盘上 3. 调整模型 3.1 左右下颌中切牙近中切角对准𬌗平面指针 3.2 左右下颌第二磨牙远中颊尖、左右下颌尖牙在𬌗平面上 3.3 左右下颌尖牙牙尖离两侧皮筋等距 3.4 左右下颌第二磨牙远中颊尖距离皮筋等距 3.5 观察模型后壁与白盘后壁平行 4. 稳住模型不动,直至初凝	1. 观察时视线要与𬌗平面平行 1.1 𬌗平面线(橡皮筋)以下缘为准 1.2 下缘与左右下颌第二磨牙远中颊尖重合 1.3 从侧方看,两橡皮筋应重合为一条线 2. 观察左右下颌尖牙和下颌第二磨牙时从正上方向往下看 3. 下颌第二磨牙缺失,选最后一颗磨牙,没有磨牙,选取磨牙后垫1/2处
3	对准上下颌模型咬合关系	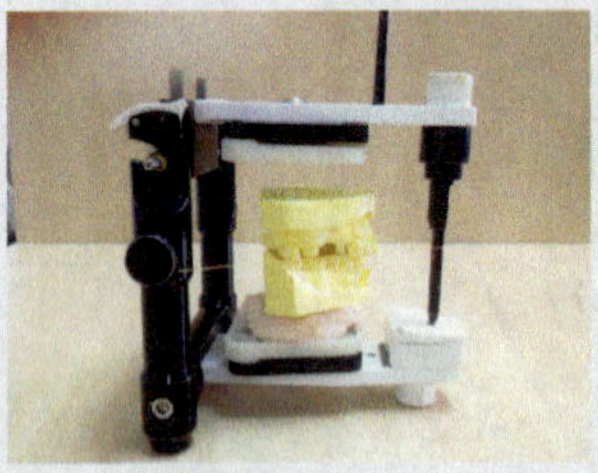	1. 按颌位记录对合上下颌模型 2. 将上下颌模型按照正确的咬合关系放置好	1. 上下颌模型咬合要稳定 2. 咬合关系完全正确

续表

序号	内容	图示	方法及步骤	注意事项
4	安放上颌模型	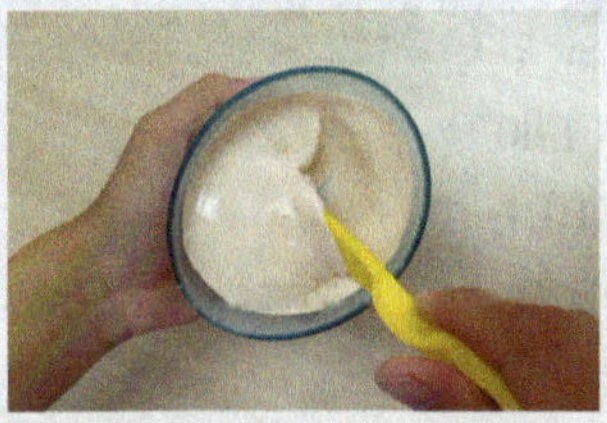 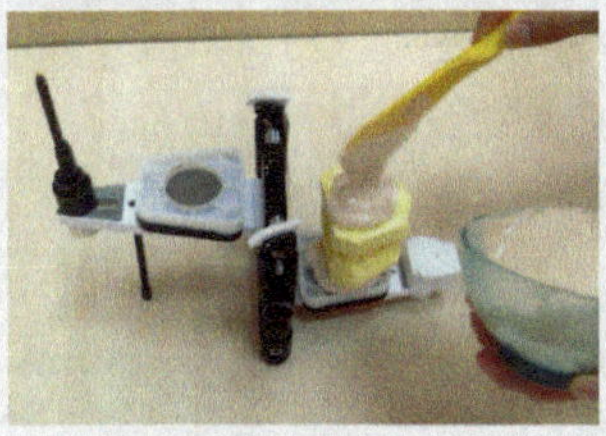	1. 打开𬌗架 2. 拔掉𬌗平面指针 3. 调石膏，同固定下颌模型时调拌石膏的方法一致 4. 取适量调拌好的石膏放置于上颌模型底面及上颌托盘内	1. 固定上颌石膏略比下颌略稀，有利于操作 2. 下颌模型固位石膏完全凝固后才能操作 3. 可以在模型底座上打固位沟槽，其作用是利于与固位石膏结合，起到固位的作用 4. 放置石膏时，沟槽内要排出气泡 5. 石膏量以不溢出模型边缘为适量
5	等待凝固	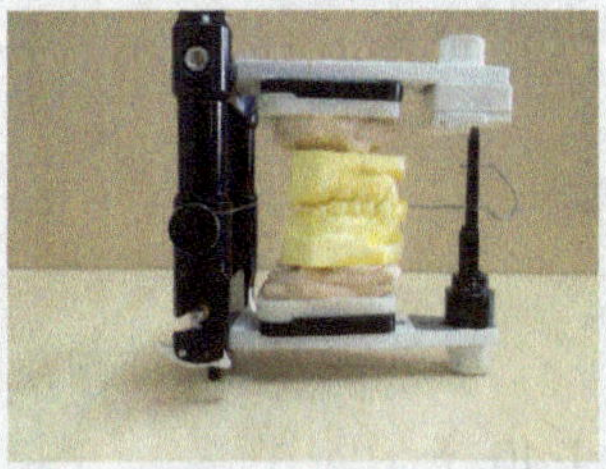	1. 关闭𬌗架；使切导针尖端位于切导盘凹陷处 2. 将𬌗架上下颌体间捆绑或压重物，以控制石膏垂直膨胀 3. 等待石膏完全凝固	关闭𬌗架时注意速度（因托盘内石膏有流动性）不能太慢，以防石膏掉下
6	检查	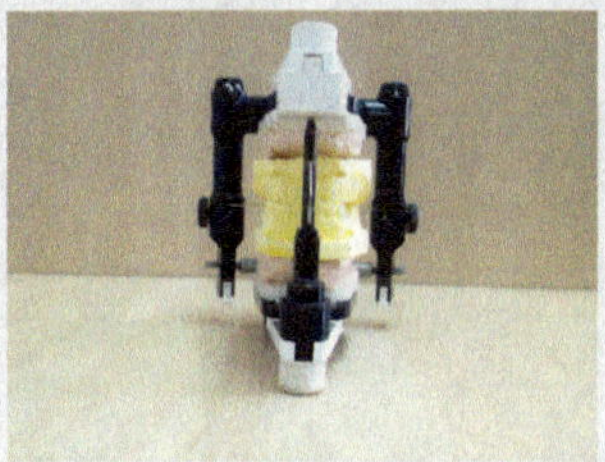	1. 待上𬌗架操作完成，石膏完全凝固 2. 检查固位模型是否稳固 3. 上下颌对位是否正确 4. 𬌗平面是否有位置改变 5. 切导针是否在切导盘上 6. 检查是否有咬合高点	深色为高点，不在工作区，需将高点去除

任务练习

1. 想一想，上𬌗架需要注意哪些方面？

2. 学生分小组进行训练，根据上𬌗架的方法及步骤进行操作，完成后进行测评。

学习心得笔记：

全冠蜡型制作前的准备任务评定表

评定项目	分值	考核标准	评分标准	学生自评	小组评分	教师评分	备注
𬌗架调整	30分	1. 所有开关、螺旋旋紧 2. 上端横梁居中，侧方髁导为15°，前方切导为0°	1. 开关、螺旋有松动，扣1~10分 2. 横梁不居中，扣1~10分 3. 髁导和切导刻度不准确，扣1~10分				
模型位置	50分	1. 下颌中切牙的近中切角对准𬌗平面指针 2. 左右下颌第二磨牙远中颊尖、左右下颌中切牙切缘与皮筋下缘重合 3. 左右下颌尖牙牙尖距离两侧皮筋等距 4. 模型的中线与皮筋三角中线重合 5. 模型固位牢固	1. 指针指向模型位置不准确，扣1~10分 2. 皮筋与指定的牙尖和切缘未重合，扣1~10分 3. 左右下颌尖牙牙尖距离两侧皮筋不等距，扣1~10分 4. 模型中线与皮筋中线不重合，扣1~10分 5. 模型不牢固、脱落，扣1~10分				
切导针位置	10分	切导针位于切导盘凹陷中央	切导针位置不准确，扣1~10分				
干净程度	10分	𬌗架及模型表面无多余石膏残留	表面不干净，扣1~10分				
总分	100分						

学习心得笔记：

知识拓展

石膏的种类

石膏材料	膨胀率/%	强度/MPa	粉液比/mL：100 g
熟石膏（普通石膏）	0.2~0.4	12	45~50
硬石膏	0.1~0.2	21~35	25~35
超硬石膏	0.085	50~100	25~31
用途：熟石膏用于把模型装于辅助仪器（𬌗架）上；硬石膏、超硬石膏制作工作模型时使用			

影响石膏作用的几种因素

因素		凝固时间	质量强度	膨胀率
工具不洁(有石膏残渣)		缩短	下降	上升
水粉比例	粉多	缩短	上升	上升
	水多	延长	下降	下降
不同种类石膏混合		受干扰	下降	
调拌时间	过短	延长		
	过长	缩短		
调拌速度过快		缩短	下降	上升
水温的影响	0~30℃	凝固速度随水温升高而加快		
	30~50℃	凝固速度随水温升高无明显变化		
	50~80℃	凝固速度随水温升高而变慢		
	80℃以上	不凝固		
加入食盐适量(促凝)		缩短		
加入硼砂		延长	上升	下降
加入食盐过多		延长		

设备标准

设备及工具名称	设备的标准	原因
调刀、橡皮碗、真空搅拌振荡机、天平、量筒	1. 调拌石膏的设备和工具需清洁	1. 如果有石膏残渣混入新调拌的石膏中,则石膏的凝固时间缩短,而且石膏的膨胀率增加
	2. 橡皮碗中绝不可以混入含硅或磷的填料	2. 两种石膏可相互发生严重负面影响,在极惰性的情况下甚至造成凝固
	3. 盛石膏的容器必须清洁,不能用容器量杯测量石膏粉	3. 石膏粉被震动,压迫式敲击后,体积会明显地缩小,误差可以达到10%或更多

【安全常识】

石膏中含有一些化学物质,对皮肤会有不同程度的损害,所以当皮肤接触石膏后,要尽快用清水洗净。

学习心得笔记:

学习心得笔记：

临床医生要对患者牙体预备后，制取牙列印模，然后灌注工作模型，技工在工作模型上完成修复体的制作。石膏模型的灌注方法在知识拓展中详细介绍。本书使用的牙列模型是由标准的模具灌制而成，其方法步骤同临床上工作模型的灌制方法一致。

临床上工作模型的灌注方法及步骤

调拌石膏

- 在盛有水的皮碗中缓慢放入石膏粉，水与石膏粉比为 1∶2
- 用调刀搅拌均匀，并振荡排除石膏糊剂中的气泡

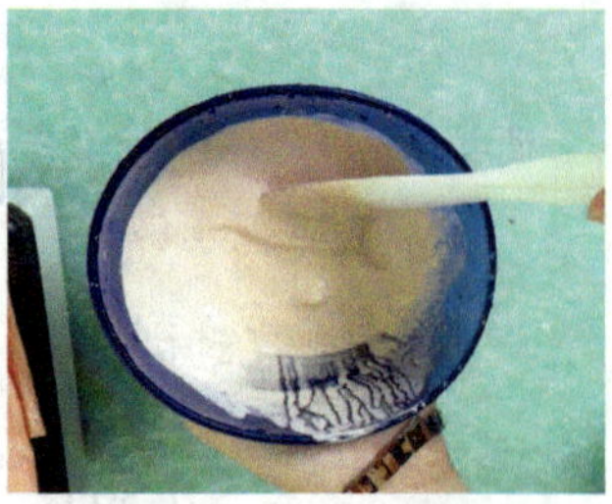

灌注模型

- 取少量调好的石膏放置于印模的腭顶或舌侧的最高部位
- 轻轻振荡托盘，使石膏流入到印模的牙冠处
- 继续灌注石膏至灌满整个印模，模型的底部要与印模底部平行
- 修整周边多余的石膏

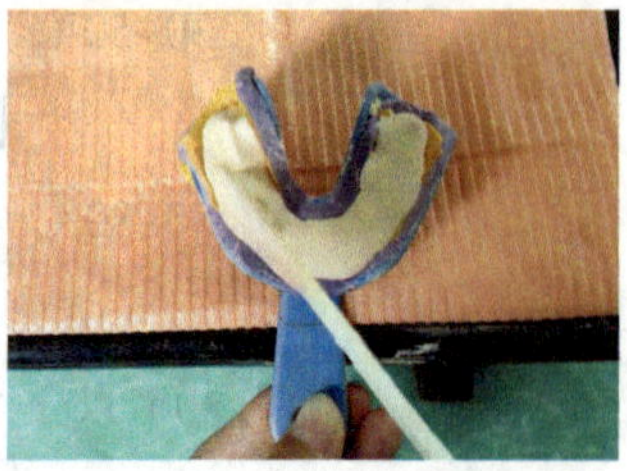

脱模

- 灌模后静置约半个小时，待石膏发热凝固后，修整周边石膏过突的部分
- 顺牙体长轴的方向，将石膏模型与印模缓慢分离

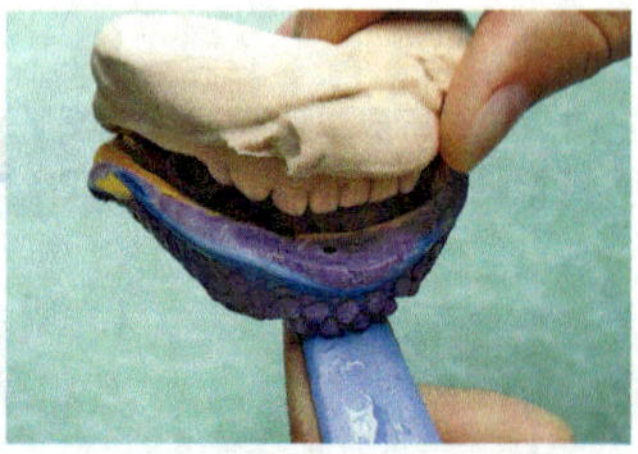

修整模型

- 将取出的石膏模型放在模型修整机上，按照要求修整周边多余的石膏

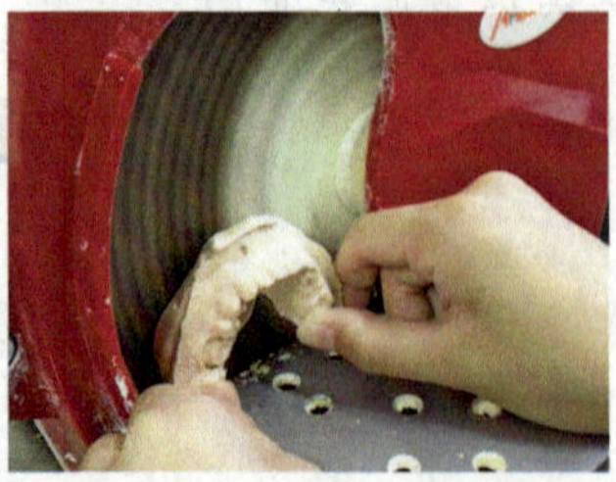

任务二 全冠蜡型制作的方法及步骤

知识平台

全冠蜡型制作的流程

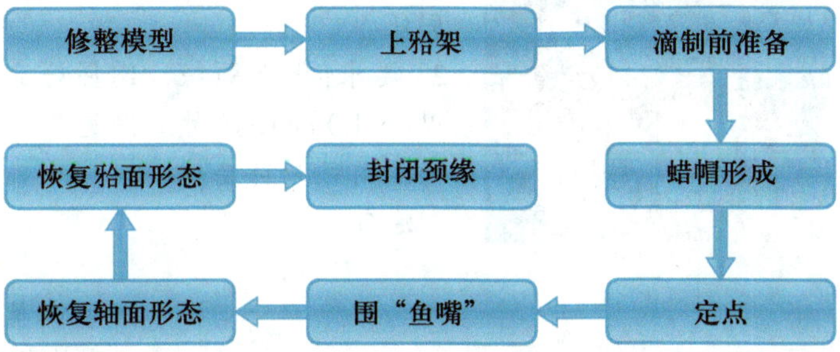

分成若干小组，根据子任务中对全冠滴蜡塑形所需材料、设备及工具进行准备，小组讨论研究全冠蜡型应如何滴制？

任务实施

全冠蜡型制作的方法及步骤（以 $\underline{6|}$ 为例）

序号	内容	图示	方法及要求	注意事项
1	代型修整	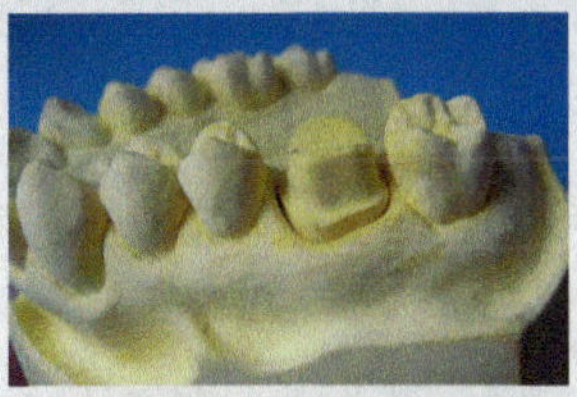 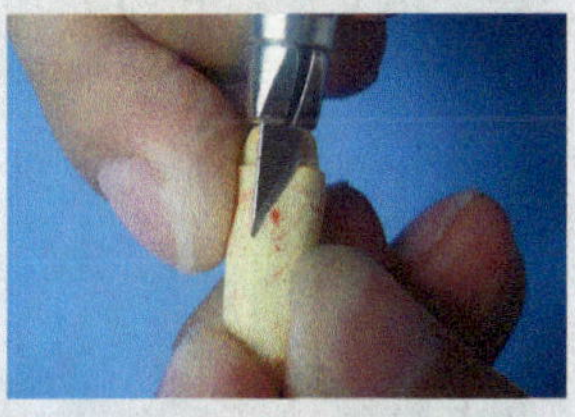 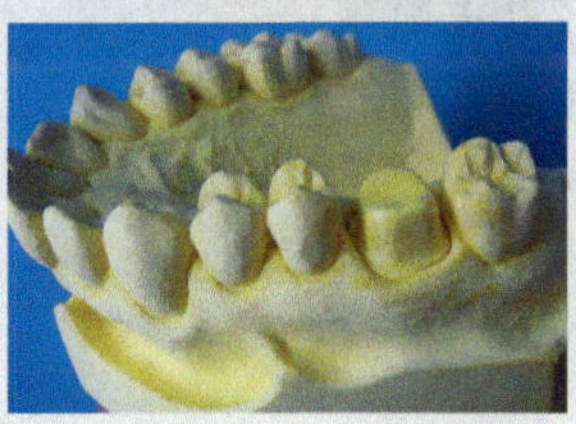	1. 在基牙对应的模型侧壁上打孔，利于基牙从模型中取出 2. 描记颈缘线，用颈缘描记专用笔在模型颈缘描记出细线 3. 将石膏代型颈缘降到与牙龈平齐或龈下 0.5 mm	1. 修整代型时，不可以破坏颈缘，要保证连续性和完整性 2. 石膏代型上有气泡时，需将代型上的气泡处填平 3. 石膏代型上有石膏瘤时，需刮去代型上的石膏瘤

学习心得笔记：

学习心得笔记：

续表

序号	内容	图示	方法及要求	注意事项
2	涂硬化剂和间隙漆	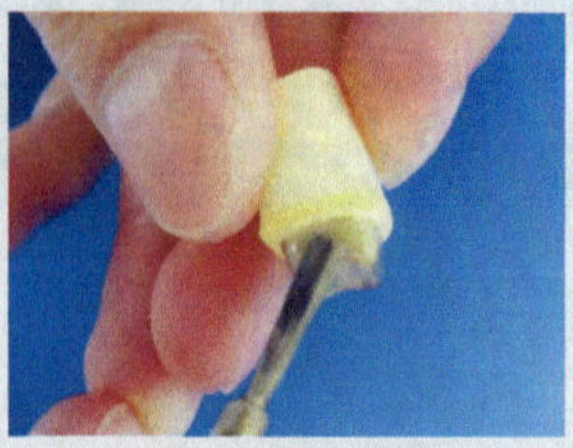	1. 按照涂布硬化剂和间隙漆的方法进行操作(详见任务一) 2. 要求一定要涂布均匀，完整且光滑	1. 硬化剂要涂到颈缘下 1.0 mm 2. 间隙漆要涂到颈缘上 0.5~1.0 mm 3. 涂布的时候要想想它们各自的作用是什么，这样就不会弄混
3	涂分离油	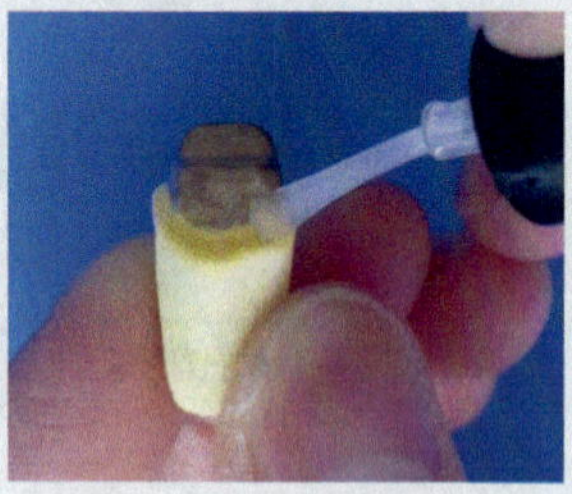	1. 涂分离油，方法同任务一 2. 要求：代型颈缘以下 1.0 mm，邻牙以及对颌牙都要均匀涂布	掌握好涂布分离油的量
4	蜡帽的形成	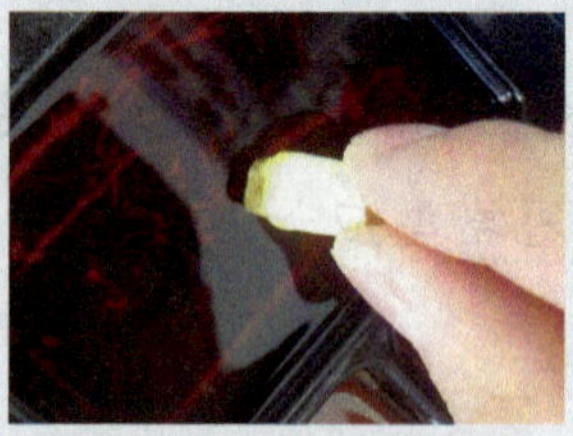	将代型倾斜 45° 慢慢插入恒温浸蜡器中	1. 要掌握好浸入蜡液中的角度 2. 浸蜡器的温度要控制好，89~91 ℃为宜 3. 手指不要触碰到浸蜡器的边缘，以免烫伤
		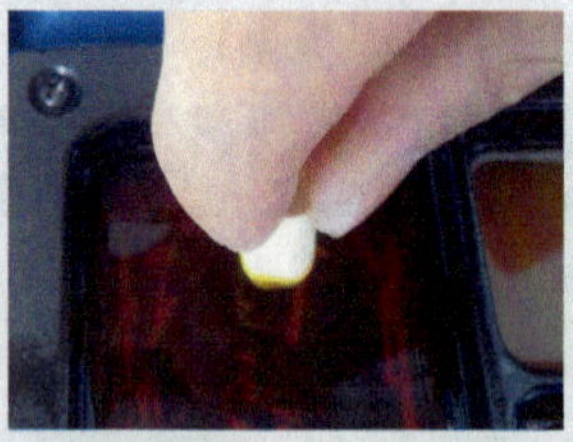	垂直浸过颈缘线 1.0 mm 以下，稍加停顿	一定要注意蜡液要浸过颈缘线 1.0 mm 以下
		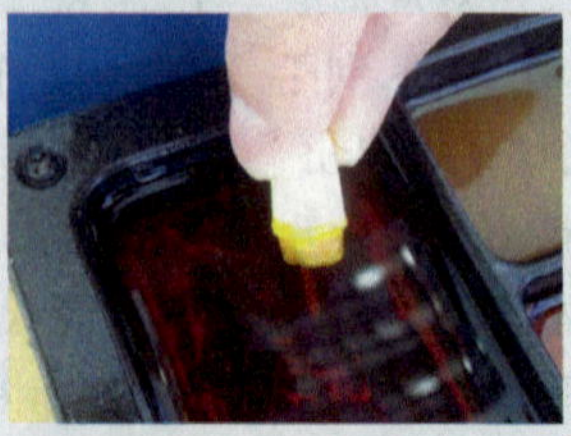	反方向取出，离开液面时，稍加停顿，有利于与液面引离	代型从蜡液中拔出的速度不可过快，要稍加停顿
		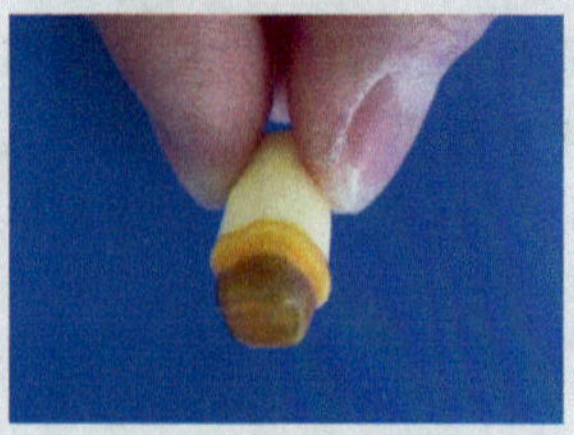	用雕刻刀去除颈缘下及𬌗面多余的蜡，形成与代型高度密合的内冠，厚度均匀一致	不要破坏颈缘，中央窝的位置不要太厚

续表

序号	内容	图示	方法及要求	注意事项
5	全冠的定点	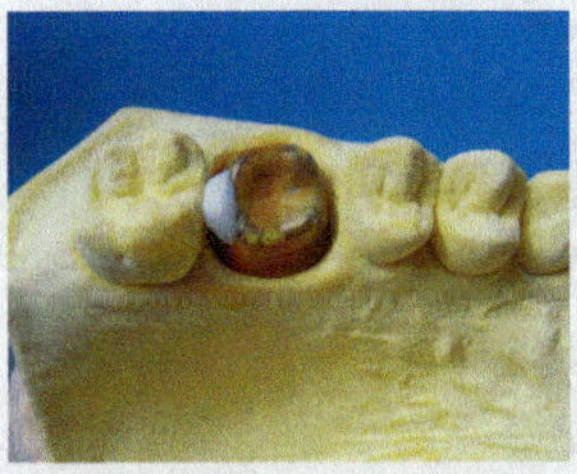	定远中邻接点 1. 滴在邻牙中央的偏舌侧 2. 上下颌咬合时，与下颌第二磨牙的近中颊尖的近中牙尖嵴有接触	1. 定点的位置要准确 2. 定点的蜡要有一定的强度，蜡柱不能过细过小 3. 与下颌形成咬合点
		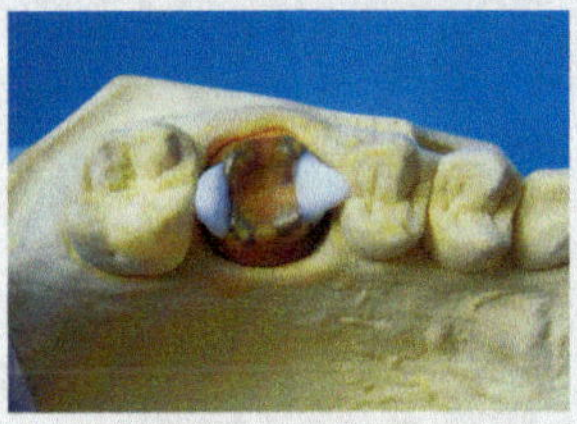 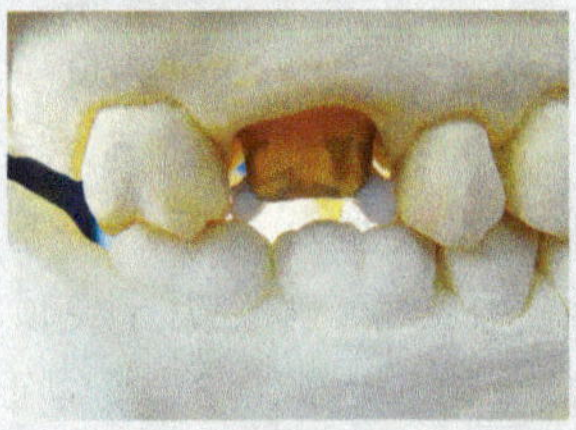	定近中邻接点 1. 位置正对邻牙中央沟 2. 上下颌咬合时，邻接点正好位于下颌第一磨牙近中颊尖的远中牙嵴的小凹陷处	1. 一定要形成咬合点 2. 定的点要有一定的强度，蜡柱形成三角形
		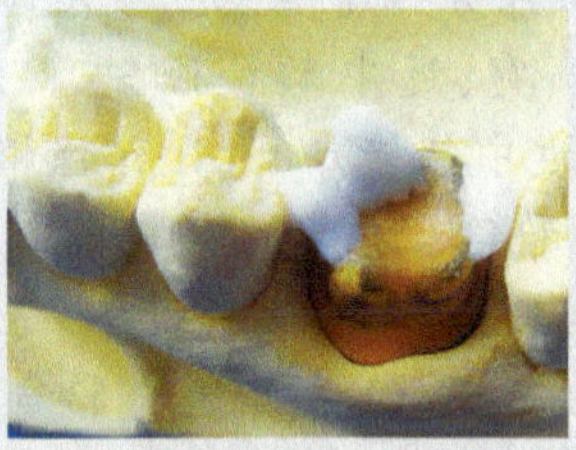	定近中舌尖点（功能尖） 近中舌尖点咬合在下颌第一磨牙的中央窝内	下颌第一磨牙中央窝即近远中舌尖三角嵴与远中颊尖三角嵴末端组成 与下颌无咬合关系
		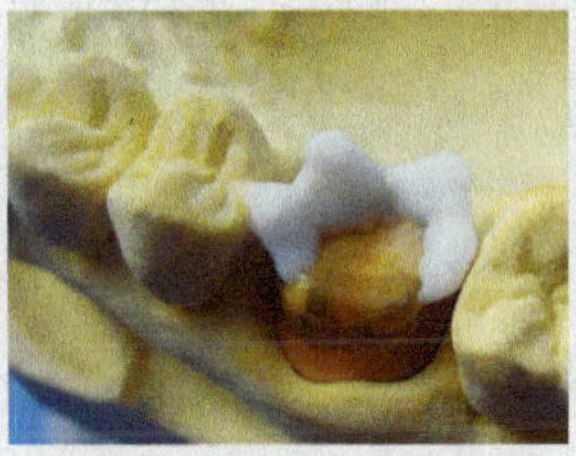	定远中舌尖点（功能尖） 远中舌尖点咬合在下颌第一磨牙的远中边缘嵴和下颌第二磨牙的近中边缘嵴之间，邻接点偏舌侧	与下颌无咬合关系
		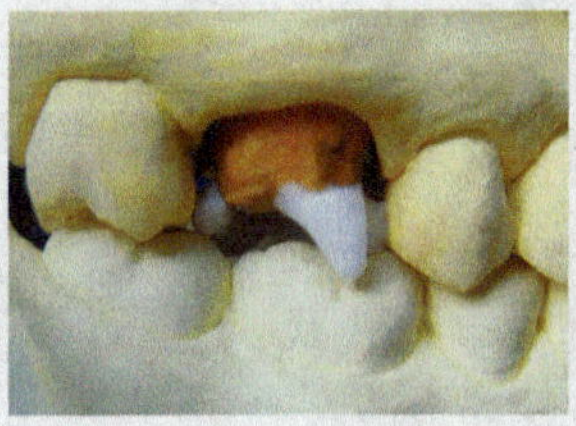	定近中颊尖点，上下颌咬合时 1. 近远中向，上颌第一磨牙近中颊尖正对下颌第一磨牙的颊沟 2. 垂直向，位于下颌第一磨牙的殆 1/3 与中 1/3 交界处 3. 颊舌向，与下颌第一磨牙有约 1.0 mm 的覆盖关系	1. 注意牙尖的位置 2. 注意覆殆、覆盖大小的掌握 3. 注意横殆曲线的形成 4. 注意三维方向的观察

敲黑板

定点先后有顺序，邻接功能非功能。邻接防止牙晃动，能与对颌咬两点。三维方向多观察，前后颊尖是纵殆，两侧磨牙颊与舌，能够形成是横殆。

学习心得笔记：

✎学习心得笔记：

续表

序号	内容	图示	方法及要求	注意事项
5	全冠的定点	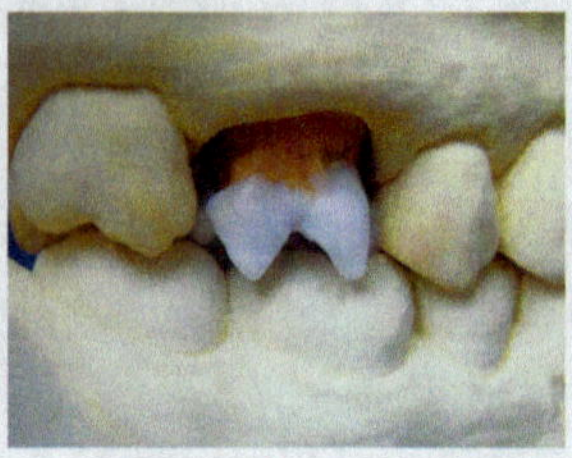	定远中颊尖点，上下颌咬合时 1. 近远中向，正对下颌第一磨牙的远颊沟 2. 垂直向，位于下颌第一磨牙𬌗 1/3 与中 1/3 交界稍上方 3. 颊舌向，形成 1.0 mm 的覆盖关系	1. 注意牙尖点的位置要准确 2. 注意形成纵𬌗曲线
6	围『鱼嘴』	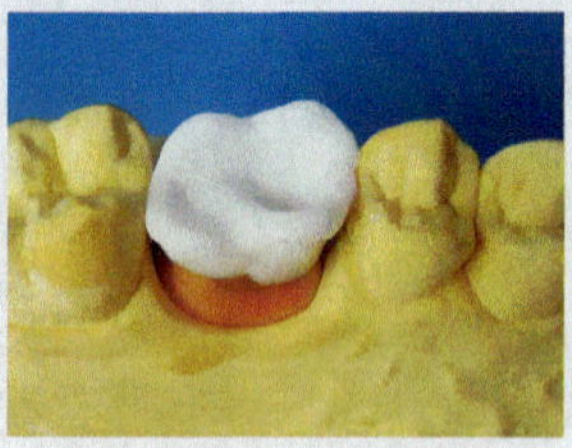	1. 参照标准模型及对颌牙咬合关系，确定颊沟、舌沟 2. 按顺序分别连接近中颊突、近中颊𬌗角、近中邻接点、近中舌𬌗角、近中舌尖、远中舌沟、远中舌尖、远中舌𬌗角、远中邻接点、远中颊𬌗角、远中颊尖、颊沟形成“鱼嘴”	1. 中央窝正对下颌第一磨牙远中颊尖牙尖顶 2. 远中舌沟正对下颌第一磨牙远中舌尖牙尖顶 3. 颊沟正对下颌第一磨牙远中颊尖颊轴嵴 4. 边缘嵴轮廓要准确清晰 5. 近中颊𬌗角和远中颊𬌗角为锐角 6. 近中舌𬌗角和远中颊𬌗角为钝角 7. “鱼嘴”形成后，在中央窝形成 1 个咬合点，远中舌尖、近远中牙尖嵴上分别形成 1 个咬合点
7	形成轴面外形	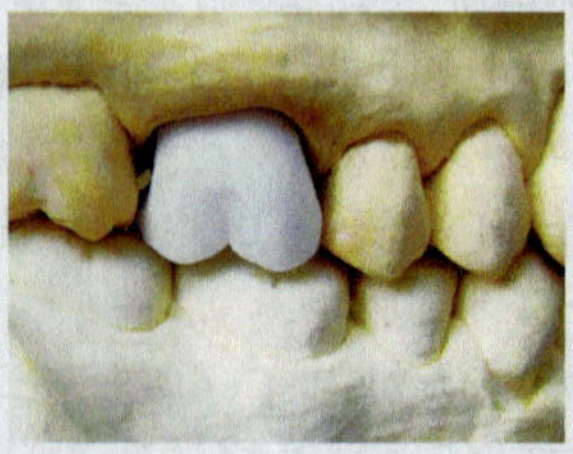	1. 由近远中颊突顶分别向颈部形成近远中颊轴嵴 2. 参照模型在转角处滴制近远中缘 3. 在颈 1/3 处由近中向远中滴制形成颊轴嵴及外形高点 4. 对照模型，填面形成颊沟	1. 近中颊轴嵴突于远中颊轴 2. 颊面的外形高点在近中颊轴嵴的颈 1/3 处 3. 近中缘长而直，远中缘短而粗 4. 颊沟止于中 1/3 处，末端有点隙

敲黑板
固有𬌗面似鱼嘴，多出三个咬合点。

续表

序号	内容	图示	方法及要求	注意事项
7	形成轴面外形	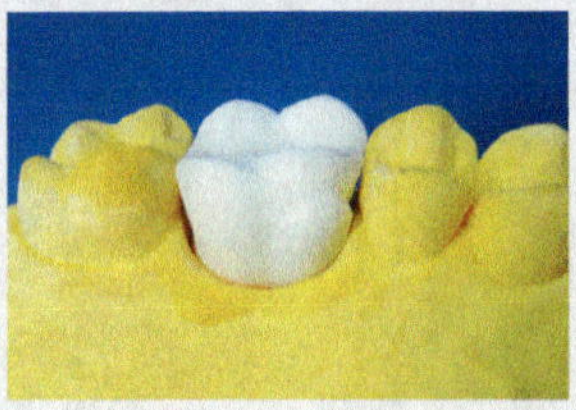	1. 形成舌轴嵴，与形成颊轴嵴方法相同 2. 填面：先填近中舌轴面，在近中舌尖的舌斜面上形成2个咬合点，再填远中舌轴面形成舌沟 3. 滴制卡氏尖，先在近中舌尖的舌轴嵴上滴制卡氏尖的牙尖点，以及在两侧滴制转角点，连接各点形成卡氏尖牙尖嵴，再做轴嵴，填轴面	1. 斜面高度不可以超过轴嵴 2. 形成的轴面要光滑，干净
		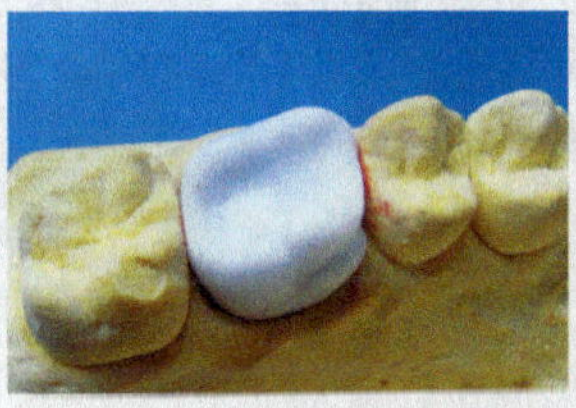	1. 形成近远中面 2. 在近远中面填蜡，远中面的接触区为椭圆形，位于𬌗1/3的中1/3略偏舌处，颊舌向长度大于𬌗龈向 3. 近中接触区在𬌗1/3的中1/3略偏颊处	1. 邻面要形成适当的外展隙 2. 外展隙过大会引起食物嵌塞 3. 外展隙过小不能形成正常的食物排溢道
8	形成𬌗面	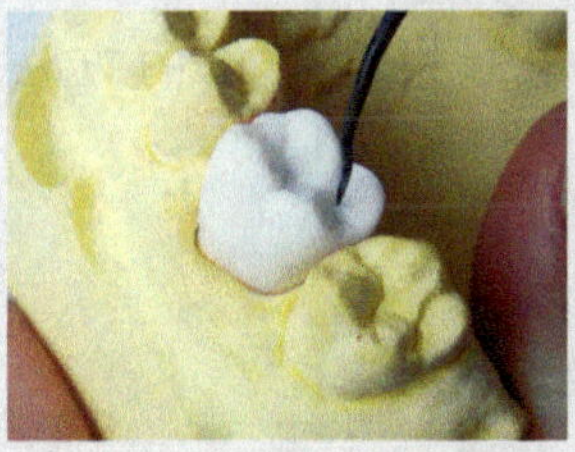 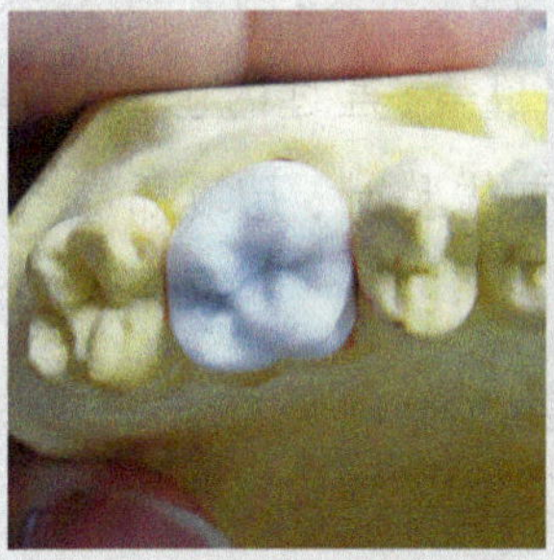	1. 观察标准模型或对侧同名牙的𬌗面解剖形态，包括嵴的走向及形态 2. 恢复𬌗面的主三角嵴，并形成正确的咬合点，可以用咬合纸进行检测 3. 恢复𬌗面副三角嵴，两个三角嵴斜面相交形成自然的发育沟 4. 形成近远中边缘嵴 5. 完成𬌗面的滴制	1. 主、副沟嵴区分要明显且窝、沟、点隙自然清晰准确 2. 要有正确的咬合点，与邻牙及对侧同名牙要协调 3. 完成的牙冠要有10个咬合点，分别为近中边缘嵴1个，远中边缘嵴1个，中央窝3个，近中舌尖3个，远中舌尖2个

学习心得笔记：

学习心得笔记：

全冠蜡型制作的方法及步骤

续表

序号	内容	图示	方法及要求	注意事项
9	封闭颈缘	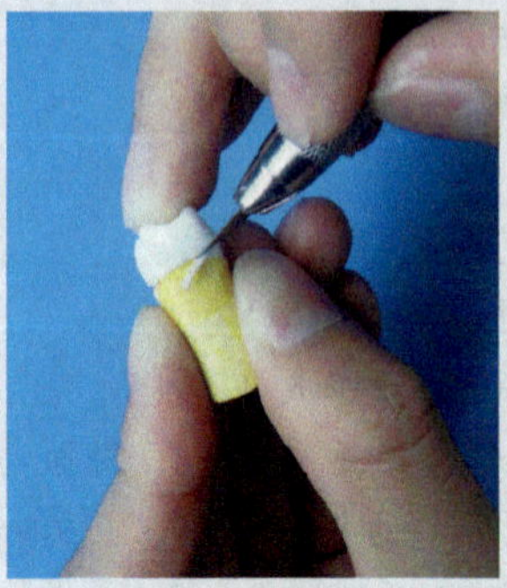	去除颈缘上 1.0 mm 内的蜡	1. 注意切除颈缘蜡的宽度 2. 保证颈缘的密合性，边缘整齐无菲边，无断层
		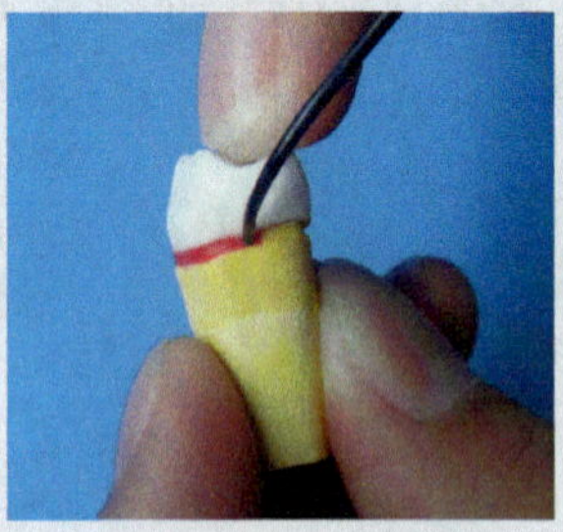	1. 用颈缘蜡封闭颈缘 2. 用雕刻刀去除颈部多余的蜡	注意使用雕刻刀时要有支点，注意安全
		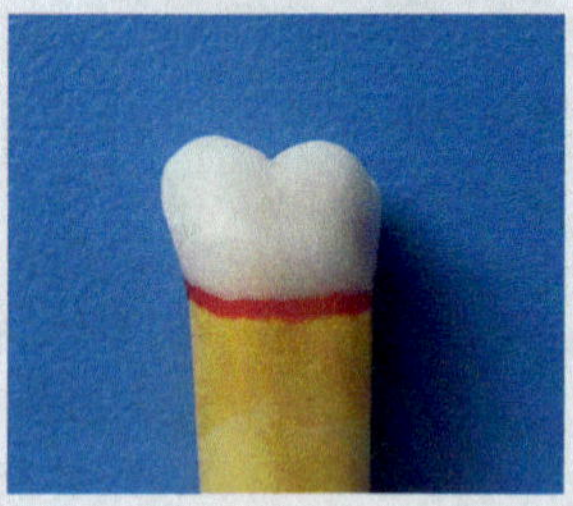	烫光，全冠蜡型制作完成	

任务练习

1. 全冠蜡型是如何制作的，制作过程中注意事项有哪些？

2. 分小组进行训练，按照正确的全冠蜡型制作的方法及步骤进行操作，通过小组讨论发现并解决问题。

知识拓展

覆𬌗与覆盖：由于上颌牙列比下颌牙列宽大，因而在牙尖交错𬌗时上牙列盖过下牙列。盖过的水平距离称覆盖，盖过的垂直距离称覆𬌗。

覆盖：又称超𬌗、超突。是指牙尖交错𬌗时，上颌牙盖过下颌牙水平方向的距离。

覆𬌗：是指牙尖交错𬌗时，上颌牙盖过下颌牙垂直方向的距离，一般为 1~3 mm。

图示	名词解释
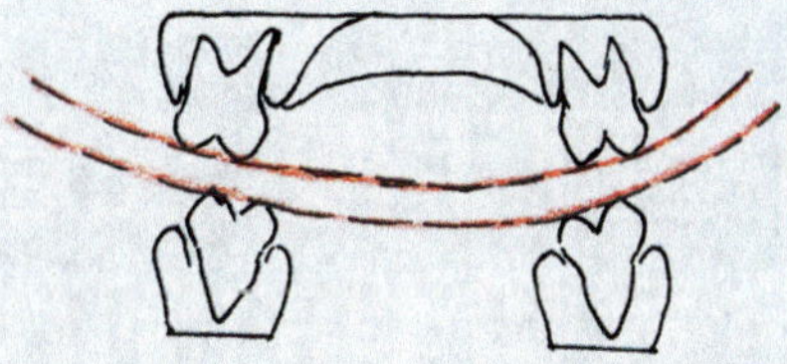	横殆曲线：又称“Wilson曲线”，分为上颌横殆曲线和下颌横殆曲线。上殆磨牙颊尖的位置低于舌尖，连接双侧同名牙磨牙的颊和舌尖，会形成1条凸向上的曲线，称为上颌横殆曲线。同样，下颌磨牙的颊尖比舌尖略高，会形成1条与上颌横殆曲线一致的曲线，称为下颌横殆曲线
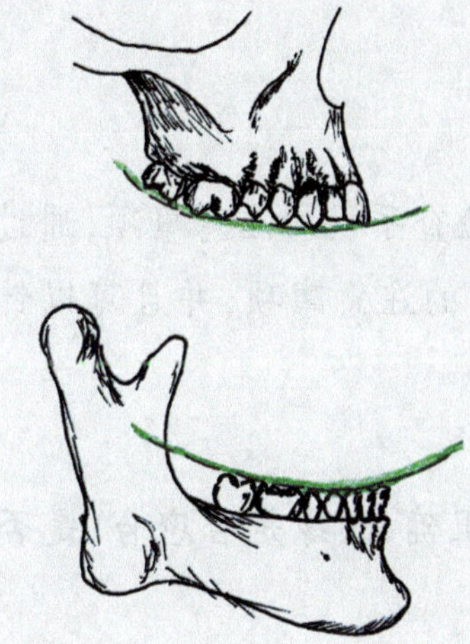	纵殆曲线：分为上颌牙列纵殆曲线和下颌牙列纵殆曲线 上颌牙列纵殆曲线：连接上颌切牙的切缘，尖牙的牙尖，前磨牙的颊尖以及磨牙的近远中颊尖会形成1条凸向下的曲线，又称补偿曲线 下颌牙列纵殆曲线：同上颌一样，从前到后形成1条凹向上的曲线，又称“Spee曲线”

学习心得笔记：

学习心得笔记：

任务三 全冠蜡型制作的检测手段、注意事项及其他全冠蜡型的制作

知识平台

本任务主要是介绍全冠蜡型制作后检查手段和注意事项，通过本任务的学习，掌握蜡型的检查手段和操作的注意事项，并且可以针对问题进行修正。

检查内容：

1. 轴面：外形高点，凸度，轮廓是否正确，颈缘是否密合，是否有悬突，是否有菲边。

2. 𬌗面：沟、嵴走行是否正确。

3. 邻接关系：邻接点位置及接触面积正确，且松紧度适宜。

4. 曲线：5条曲线颊面外形高点线，颊尖顶连线，牙槽嵴顶线，舌尖顶连线，舌面外形高点线是否协调。

5. 外展隙：检查颊舌外展隙，𬌗外展隙，邻间隙形态是否正确。

6. 光滑度：轴面、𬌗面是否光滑。

任务实施1

序号	图示	检查手段	出现问题	处理方法
1	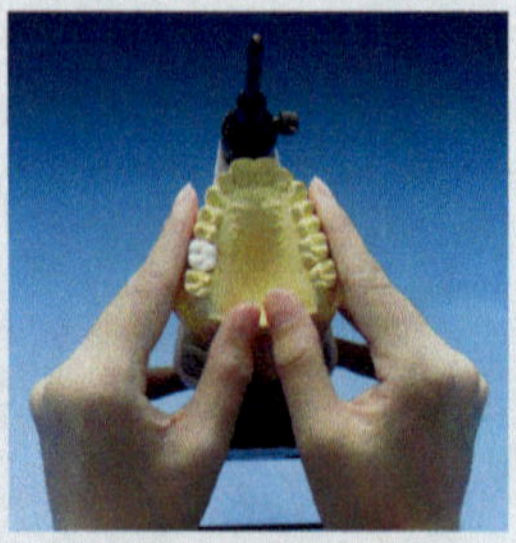	摸：参考对侧同名牙，摸两侧𬌗曲线是否一致，外形高点连线与对侧同名牙是否协调	外形高点与牙冠不协调，太高或太低	可用手指感觉外形高点的高度，与模型做比较，找出错误之处 1. 如果外形高点太高，用雕刻刀轻轻地刮蜡，降低高度 2. 如果外形高点太低，用滴蜡笔加热填蜡

续表

序号	图示	检查手段	出现问题	处理方法
2	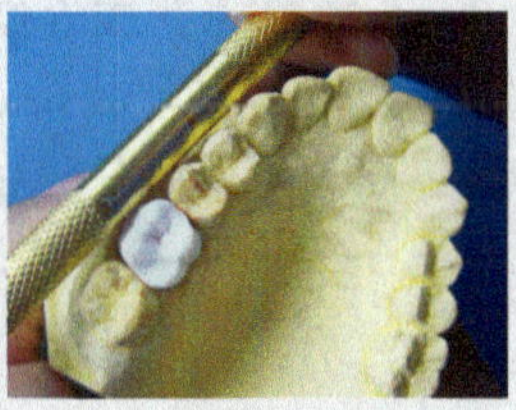	量： 1. 牙尖的覆殆关系，各个牙尖之间的距离 2. 殆面上嵴的长度 3. 外形高点连线牙尖顶连线是否协调	牙尖高度不正确	1. 在制作过程中需保证定点的准确性，边做边检查，及时修改 2. 完成后发现牙尖过高，用雕刻刀修改，降高度；牙尖过低，继续加蜡
3	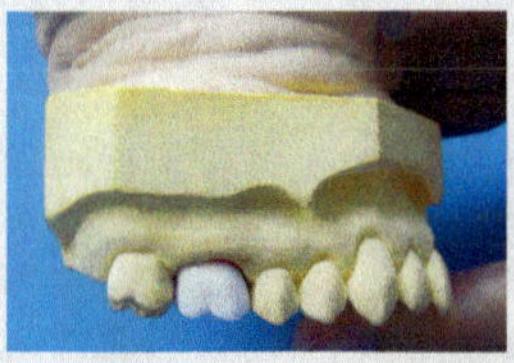	看： 1. 观察牙尖嵴斜度及殆曲线 2. 看正中殆和侧方殆，找出干扰点，包括殆架检查和徒手检查 3. 整体光滑度 4. 整体形态	1. 形态不正确、不美观 2. 轴面不光滑	1.1 参照模型滴制 1.2 注意沟与副嵴的形态 1.3 注意滴的牙尖应与整个牙冠相协调 2.1 滴制轴面时蜡的温度要高 2.2 滴完轴面，烤热蜡笔，均匀烫平 2.3 注意：不能用拉的方式，用力不能过大，避免破坏轴面形态
4	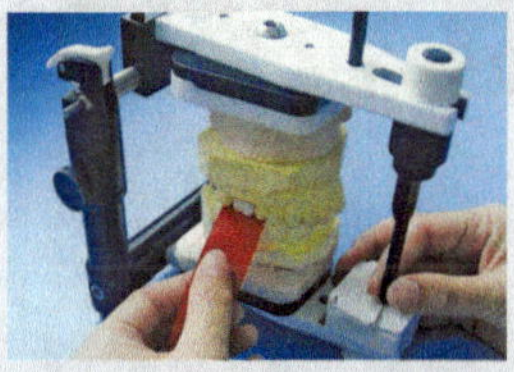 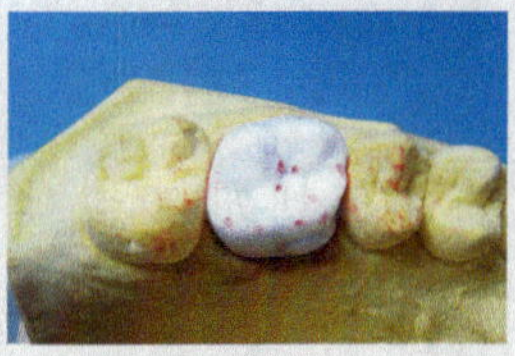	在殆架检查咬合（目测并借助咬合纸检查） 1. 咬合纸检查，将咬合纸放到蜡型上 2. 关闭殆架，模拟口腔做开闭口运动 3. 打开殆架，观察蜡型上红色印迹情况 4. 邻接关系检查	殆面咬合情况： 无色——殆面低	1. 殆面低——加蜡，用咬合纸反复检测修改，直至达到标准 2. 殆面高——用雕刻刀刮去高点位置，然后用咬合纸再次检测直至达到标准

学习心得笔记：

学习心得笔记:

续表

序号	图示	检查手段	出现问题	处理方法
4	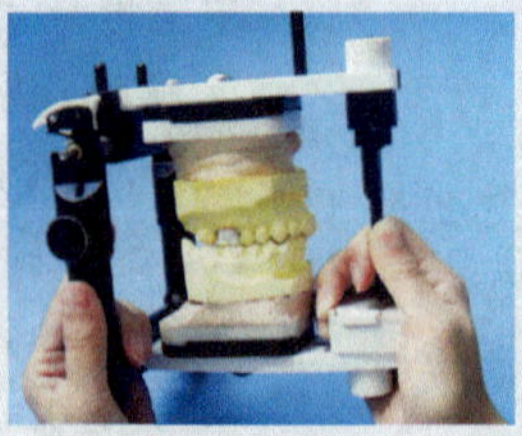	5. 殆面检查，点状——正常(点状印记深浅适中) 6. 动态咬合情况:检查侧方殆运动时的功能情况及与对颌牙的接触情况	做侧方殆运动时有殆干扰	采用咬合纸来检测干扰的位置，用雕刻刮去干扰位置的蜡，直至达到标准

任务实施 2

全冠蜡型制作成品展示

$\overline{5\|}$全冠蜡型的制作	$\overline{6\|}$全冠蜡型的制作
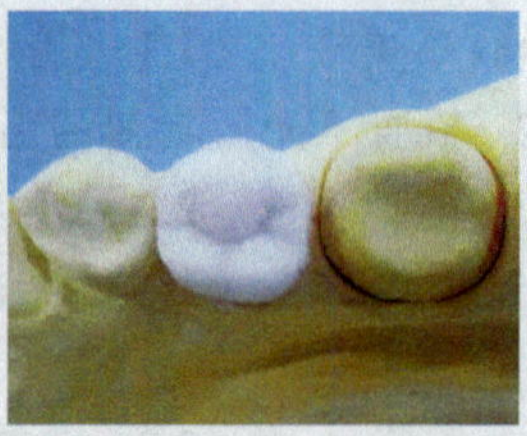	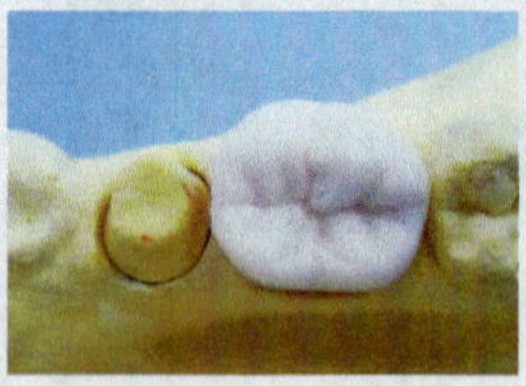
$\overline{65\|}$联冠蜡型的制作	$\underline{65\|}$联冠蜡型
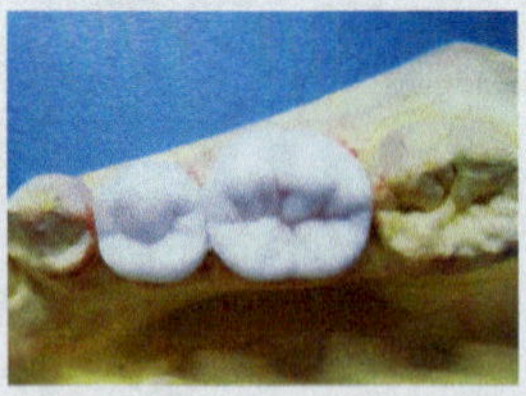	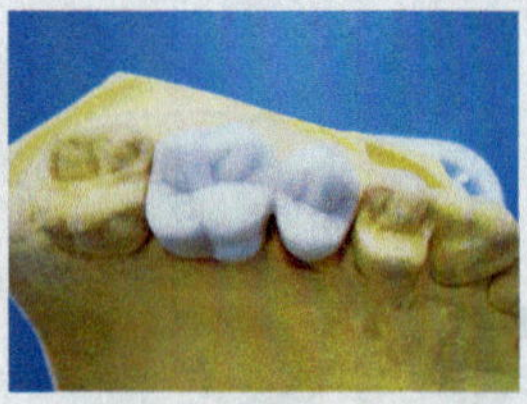

任务练习

1. 请思考还有哪些检查蜡型的方法?

2. 分小组进行训练，根据任务二中正确的制作蜡型的方法，以及本任务所学的内容进行全冠制作，完成后进行项目评定。

全冠蜡型的制作项目评定表

评定项目	分值	考核标准	评分标准	学生自评	小组评分	教师评分	备注
素质要求	20分	1. 实训备品摆放合理 2. 坐姿正确 3. 工具及设备使用方法正确	1. 摆放不当，扣1~5分 2. 坐姿不正确，扣1~5分 3. 操作手法不正确，扣1~10分				
轴面形态	20分	1. 颊面： 1.1　呈梯形，𬌗缘宽于颈缘 1.2　近中颊尖正对下颌第一磨牙颊沟𬌗1/3处，远中颊尖正对下颌第一磨牙远中颊沟𬌗1/3偏上 1.3　近中颊尖颊轴嵴较远中尖颊轴嵴突出。外形高点在颈1/3处 2. 舌面： 2.1　𬌗缘宽于颈缘，有第五牙尖 2.2　近中舌尖与下颌第一磨牙的远中颊尖三角嵴末端，近、远中舌尖三角嵴末端相接触；远中舌尖与下颌第一磨牙远中边缘嵴和下颌第二磨牙的近中边缘嵴接触 2.3　舌轴嵴不明显。外形高点在舌面中1/3处 3. 近、远中面 3.1　近中面比远中面略大 3.2　近中邻接区位于𬌗1/3的颊1/3与中1/3交界处，紧靠𬌗缘；远中邻接区位于𬌗1/3的舌1/3与中1/3交界处，𬌗缘稍下 3.3　呈颊舌向椭圆形接触。松紧度适中 4. 外展隙打开与邻牙角度一致	1. 颊面形态不正确，扣1~5分 2. 舌面形态不准确，扣1~5分 3. 近、远中面形态不正确，扣1~5分 4. 外展隙形态不正确，扣1~5分				

续表

评定项目	分值	考核标准	评分标准	学生自评	小组评分	教师评分	备注
𬌗面形态	20分	1. 沟、嵴形态正确，走形自然，主副沟、主副嵴分界清晰 2. 窝沟点隙清晰，不宜过深或过浅	1. 沟、嵴形态不正确，走形不自然，主副沟、主副嵴分界不清晰，扣1~15分 2. 窝沟点隙不清晰，过深或过浅，扣1~5分				
颈缘情况	10分	1. 颈缘密合、完整、连续 2. 颈缘无悬突、台阶及菲边	1. 颈缘不密合、不连续，扣1~5分 2. 有悬突或菲边，扣1~5分				
静态咬合	10分	正中𬌗：接触点10个	正中𬌗接触点数量不足或咬合点位置不正确，扣1~5分				
动态咬合	10分	前伸𬌗及侧方𬌗无干扰	𬌗干扰，扣1~10分				
干净光滑度	10分	表面光滑、无蜡屑	表面不光滑，有蜡屑，扣1~10分				
总分	100分						

学习心得笔记：

知识拓展

铸造金属全冠

1. 种类

区别	贵金属合金	非贵金属合金
优点	生物相容性好，对牙龈的刺激较小，而且患者戴着比较舒适	价格较便宜
缺点	价格较高	生物相容性不是很好，舒适度较贵金属全冠略差

2. 铸造全冠修复流程

铸造全冠修复流程

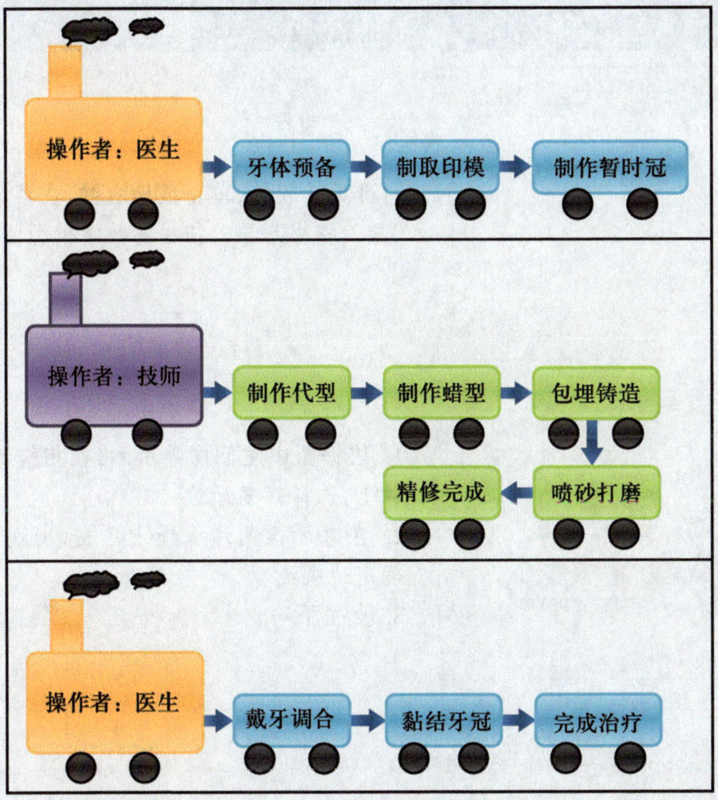

全冠蜡型临床上的应用

图片	图解叙述
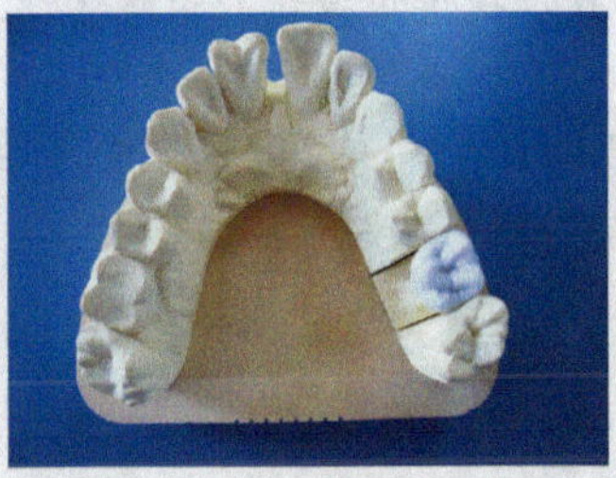	实践生产中后牙需制作成金属全冠，或者不适合制作烤瓷冠的患者需制作金属全冠
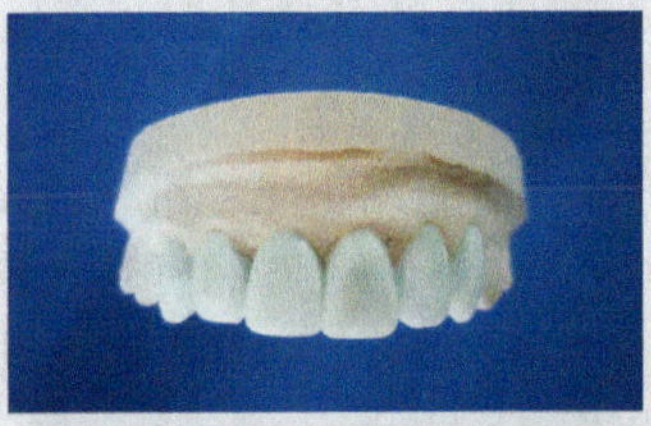 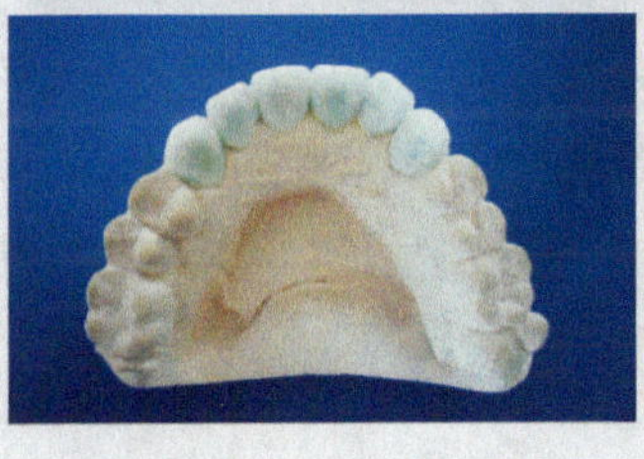	1. 诊断模型：有一些特殊情况需要制作前牙的蜡型全冠，这种蜡型称为诊断蜡型 2. 在前牙修复中，患者往往对美观要求很高，而医生和患者对美的认同往往会存在一定差异性。因此，在前牙美学修复完成之前，医生和患者对修复体的最终美学效果需达成一致 3. 诊断蜡型可以作为口腔修复治疗的重要组成部分，尤其是在前牙美容修复治疗中，诊断蜡型的制取是必不可少的

学习心得笔记：

3. 数字化全冠设计

数字化全冠设计操作步骤

序号	内容	图示	操作步骤
1	模型数据导入	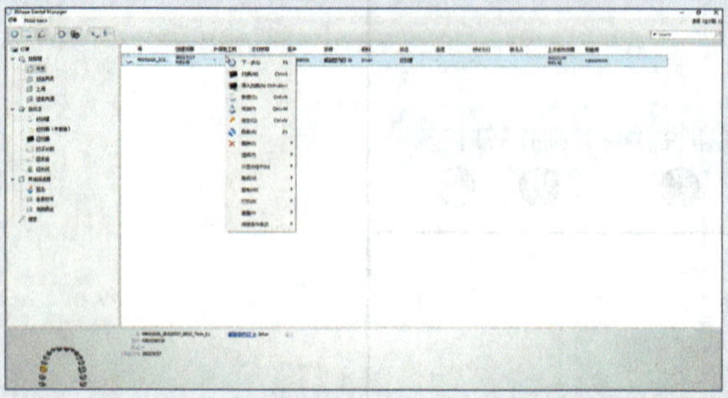	打开设计软件,单击鼠标右键,在菜单中选择"导入扫描",导入扫描的数字模型信息
2	放置注释	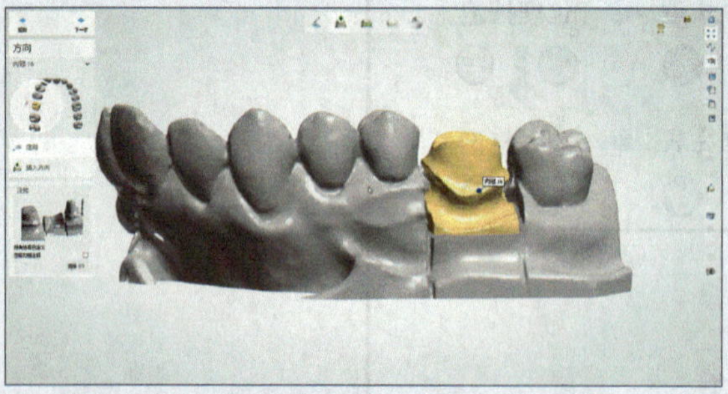	1. 依据图中左侧向导所示,在扫描制备件部件上,选择修复牙位 2. 在基牙颊侧颈缘线上单击,出现注释点,确定边缘线 3. 点击下一步
3	设置就位方向	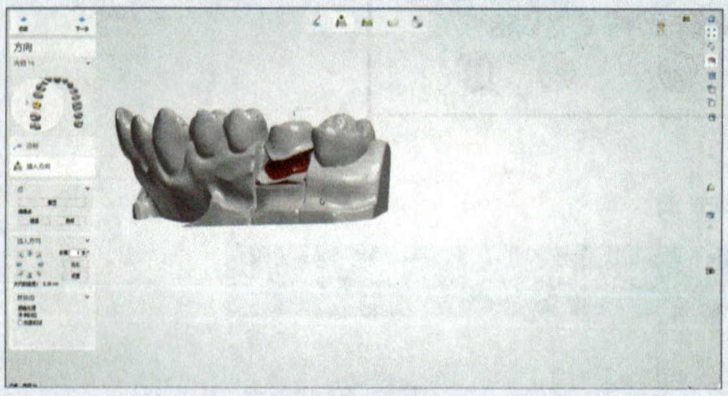 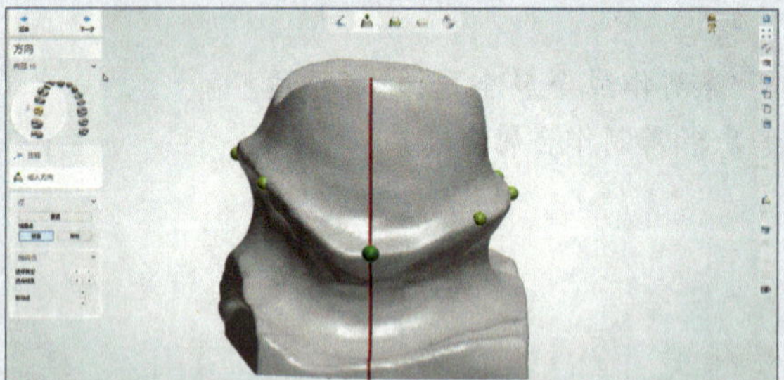	1. 系统自动利用辅助软件计算出共同就位方向 2. 就位方向步骤仅提供边缘线的粗略估计,实际的边缘线在下一步"边缘线"步骤。可以使用键盘、鼠标或左侧工具栏设计工具中显示的"编辑点"工具修改边缘线 3. 确定粗略边缘线位置正确,点击下一步
4	确定边缘线	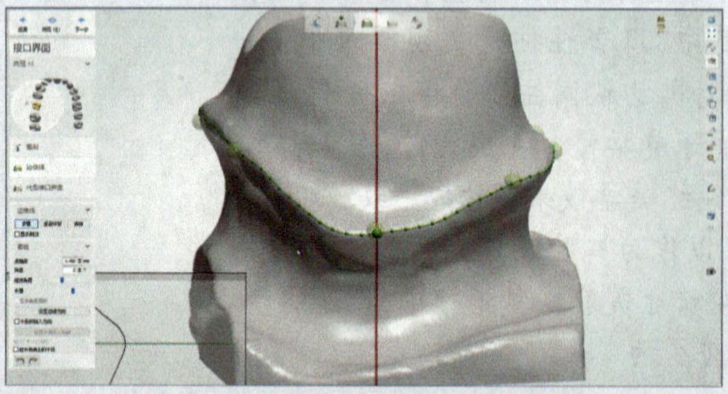	1. 自动默认:代型肩台边缘出现一圈绿色圆点,鼠标左键单击点选绿色圆点后,可通过键盘上下键进行位置选择,通过键盘左右键进行绿圆点间的切换 2. 手动绘制:按住鼠标左键,出现"红色笔"模拟手绘将边缘标记出来,画完一圈后,自动形成边缘线绿色圆点,个别调整绿圆点同自动默认的方法一致 3. 确定边缘线位置正确,点击下一步

续表

<table>
<tr><th>序号</th><th>内容</th><th>图示</th><th>操作步骤</th></tr>
<tr><td>5</td><td>代型接口界面</td><td>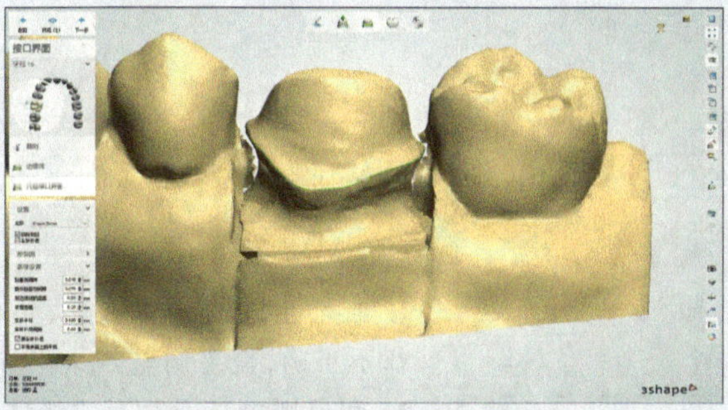

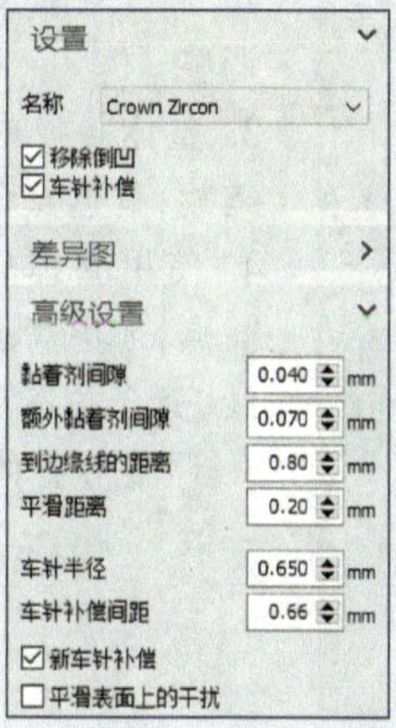
</td><td>1. 左侧工具栏中的高级设置要根据所需的加工材料、基牙的条件及加工方式选择相应参数。不要随意设置,会直接影响修复的准确性
2. 如果冠烧结后出现过松或过紧,可根据实际情况调节“高级设置”中黏着剂间隙</td></tr>
<tr><td>6</td><td>牙体形态选择</td><td>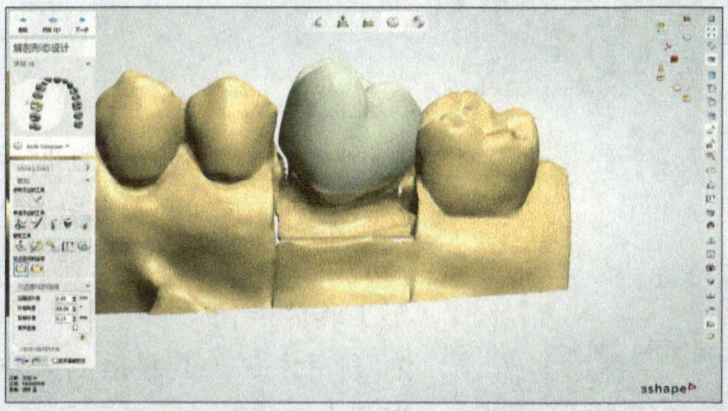

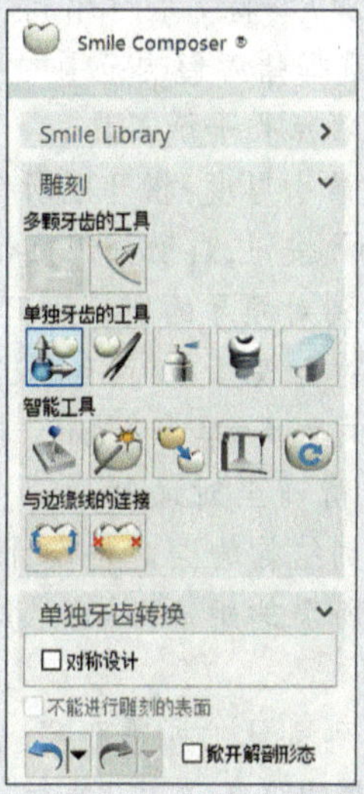

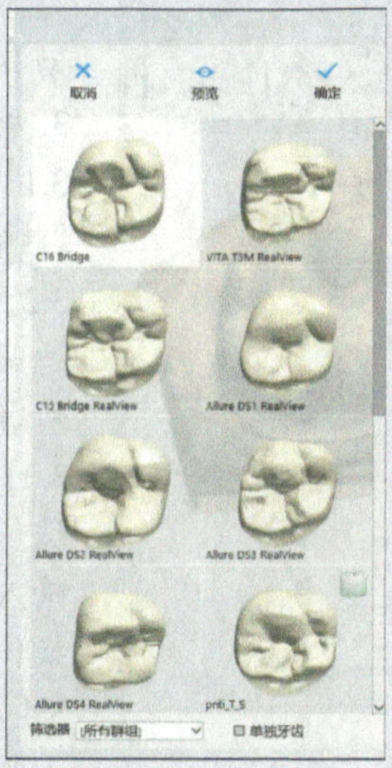
</td><td>在左侧工具栏牙体形态数据库中(Smile Library)直接提取修复体形态。牙体形态要根据邻牙和对侧同名牙形态选择</td></tr>
</table>

续表

序号	内容	图示	操作步骤
7	解剖形态设计牙齿排列	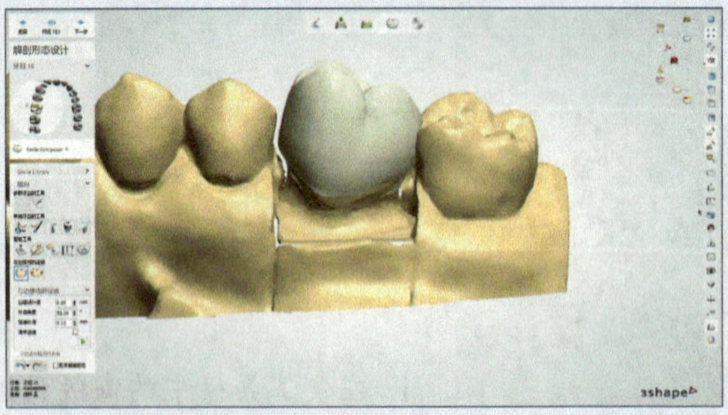 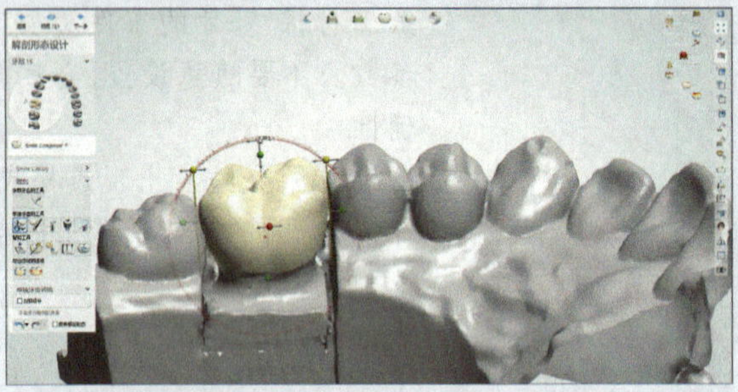 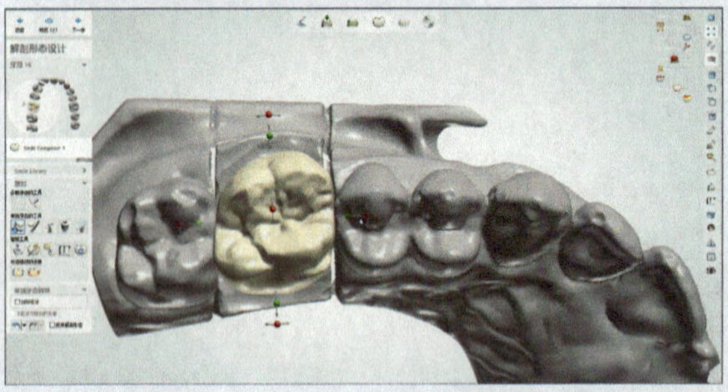	1. 自动生成的牙体位置、大小、扭转度、高度都不正确，需要调整 2. 利用雕刻工具中的“整体转换”工具进行调整 3. 整体转换中红色点代表旋转；绿色点代表缩放；黄色点代表侧拉 4. 使用整体转换工具大致确定各轴面外形高点，牙尖高度、扭转度、牙尖连线、中央沟连线、咬合关系 5. 调整后整体与牙弓形态、对侧同名牙协调一致
8	解剖形态设计自由造型	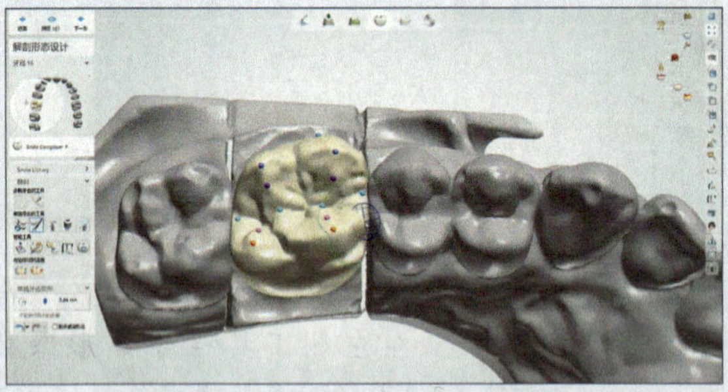 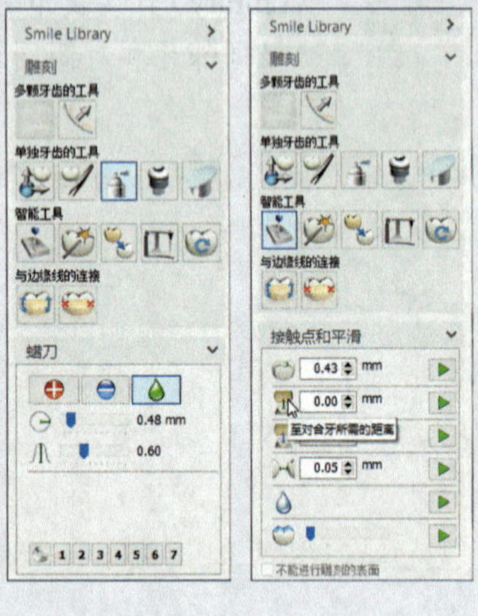	1. 利用左侧工具栏雕刻包中“变形”工具对牙齿微调，使整体形态达到协调一致。按住“Shift”键的同时，可以使用鼠标滚轮更改变形工具的半径 2. 利用左侧工具栏雕刻包中“蜡刀”工具可以添加/移除/平滑牙冠。通过使用两个滑动条选择蜡刀影响范围的半径和程度 3. 接触点和平滑工具 3.1　最小厚度：指牙冠所需最小厚度。单击“执行”按钮，自动强制执行最小厚度 3.2　到对颌牙的所需距离：可以切削修复体适配对合模型，从而确保正确的咬合。输入所需的距离，单击“执行”按钮，执行该操作 3.3　精确至对颌牙距离：能在保留接触区域解剖结构的同时将设计切削适配对颌牙。输入所需的距离，单击“执行”按钮，执行该操作 3.4　到邻牙的所需距离：切削以适配邻牙输入所需的距离，单击“执行”按钮，执行该操作

续表

序号	内容	图示	操作步骤
8	解剖形态设计自由造型		3.5 平滑整个设计项目的表面:单击主窗口中或订单概览中的所需修复体,再单击"平滑整个表面"按钮,执行确认操作 3.6 咬合磨耗:使用滑块调整咬合磨耗量,单击"执行"按钮,执行该操作 3.7 单击"自动放置"按钮,即可自动放置牙冠。不需要设置接触点,牙冠会自动经过调整至适配对颌牙。自动放置指定"到对颌牙的距离"和"到邻牙的距离"设置 4. 对牙冠微调后,使整体形态达到协调一致,点击下一步
9	设计完成	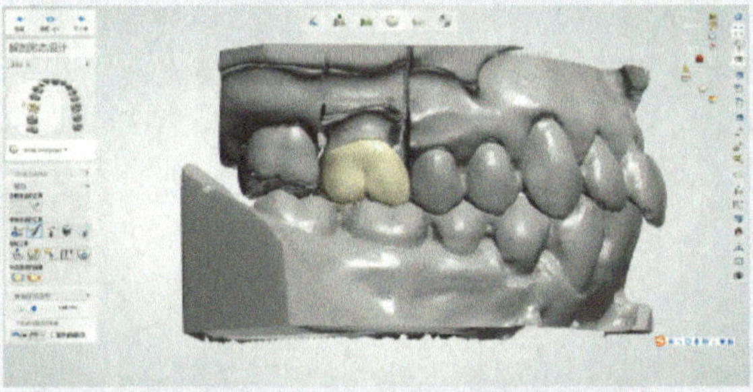	标准: 对整个设计做最后一次检查,无误后,点击保存数据,系统自动保存,待需要时传输数据至CAM进行加工制作

学习心得笔记:

项目四 基底冠蜡型的制作

项目导入

制作烤瓷熔附金属全冠，第一步应该如何制作？

项目目标

掌握基底冠蜡型制作的方法和步骤，锻炼独立思考、归纳总结的能力。

项目导图

- 基底冠蜡型的制作
  - 基底冠蜡型制作前的准备
    - 1 基底冠蜡型制作所使用的材料
    - 2 基底冠蜡型制作所使用的工具及设备
  - 基底冠蜡型制作的方法及步骤

项目四
基底冠蜡型的制作

任务一 基底冠蜡型制作前的准备

学习心得笔记：

知识平台

基底冠蜡型制作目的：

1. 掌握蜡性能及各色蜡的用途。
2. 掌握设备及工具的使用方法及注意事项，并能熟练应用。
3. 掌握烤瓷熔附金属基底冠蜡型制作的方法、步骤及要求。
4. 通过学习，锻炼观察和检测牙体解剖形态的能力。

子任务一 基底冠蜡型制作所使用的材料

1. 蜡：详见项目一

2. 间隙漆、分离油、毛巾、纸巾：详见项目三

3. 石膏模型

3.1 上颌完整牙列标准石膏模型：详见项目三

3.2 下颌完整牙列标准石膏模型：详见项目三

3.3 上颌工作模型

上颌工作模型	模型介绍
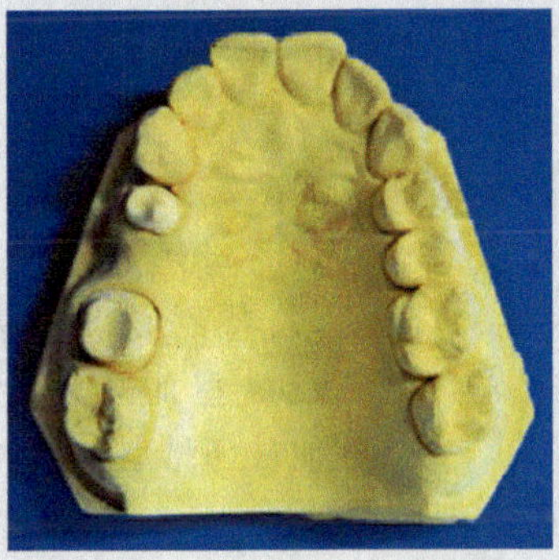	上颌工作模型： 1. 上颌第一前磨牙和上颌第一磨牙为基牙 2. 上颌第二前磨牙为缺失牙 3. 可摘取的上颌第一前磨牙代型，进行上颌第一前磨牙基底冠蜡型的制作

学习心得笔记:

子任务二 基底冠蜡型制作所使用的工具及设备

1. 工具

1.1 滴蜡笔:详见项目一

1.2 雕刻刀、毛刷:详见项目二

1.3 量冠器

量冠器	用途	使用方法	注意事项
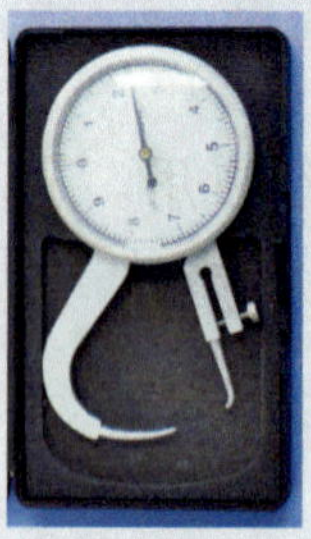	测量制作好的基底冠蜡型厚度,检查厚度是否在规定范围内,整体厚度是否均匀一致	1. 将做好的基底冠取下 2. 将基底冠放到量冠器上 3. 按量冠器上端的按钮,指针与基底冠接触时停止 4. 观察此时表盘上的数值,即为基底内冠的厚度 5. 调整基底冠与指针接触的位置,多次测量	使用时注意指针与基底冠接触力度的大小,不能破坏基底冠蜡型

2. 设备

2.1 电子熔蜡器:详见项目一

2.2 𬌗架、恒温浸蜡器:详见项目三

知识拓展

制作蜡型时,还可以使用到的工具和设备,如金属蜡型卡尺和三槽浸蜡器。

金属蜡型卡尺和三槽浸蜡器具介绍

序号	内容	图示	作用	使用方法	注意事项
1	金属蜡型卡尺	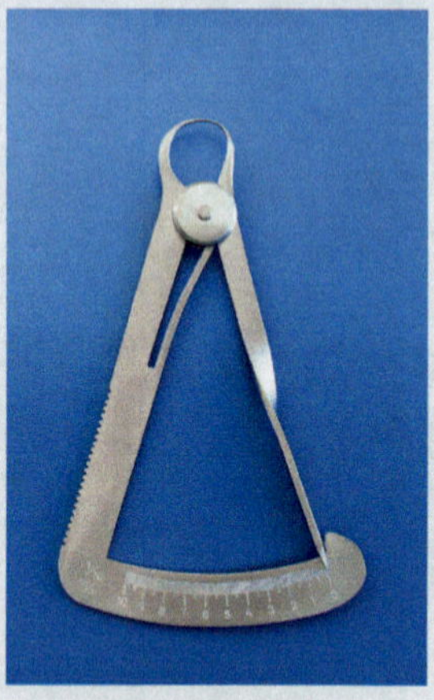	1. 测量金属内冠厚度 2. 测量基底冠蜡型厚度	1. 将卡尺打开 2. 将基底冠放在卡尺头端的开口处 3. 慢慢关闭头部开口,直到指针与内冠接触 4. 观察刻度值,即内冠的厚度	测量时注意力度的掌握,特别是测量基底冠蜡型的厚度时,不能破坏蜡型

续表

序号	内容	图示	作用	使用方法	注意事项
2	三槽浸蜡器	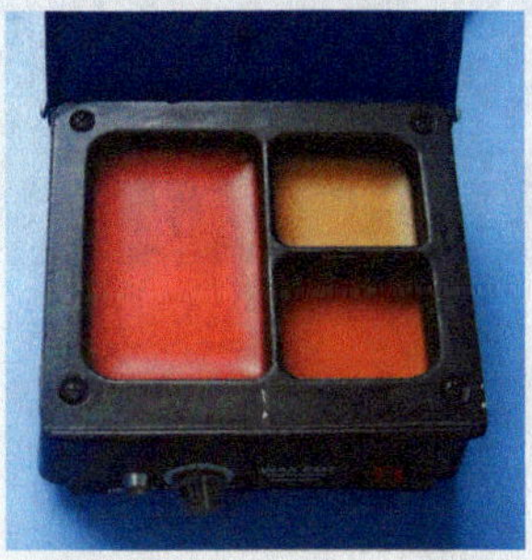	1. 采用浸蜡法制作基底蜡帽时使用 2. 全口义齿制作中大量填蜡时使用	1. 放蜡 2. 调节温度，待蜡熔化后按照正确的浸蜡方法制作蜡帽	1. 操作时，要注意安全 2. 温度不要过高，使用后要立刻关闭开关，蜡液长时间高温会产生有害气体，不利于身体健康

学习心得笔记：

学习心得笔记:

任务二
基底冠蜡型制作的方法及步骤

知识平台

1. 检查殆架及模型

1.1 检查殆架:螺旋是否旋紧,切导针刻度归0°,髁导斜度15°(或遵医嘱),侧方和前伸运动是否灵活,底盘和底座是否吻合,殆架是否清洁

1.2 检查模型:模型有无损坏、石膏瘤等,牙体预备是否符合要求(如:颈缘肩台是否清晰,牙体预备后预留空间是否足够等)

2. 基底蜡帽"制作方法"

2.1 浸蜡法(同全冠内冠蜡型制作方法)

2.2 滴蜡法

2.3 压接法

2.4 回切法

3. 基底冠蜡型制作流程

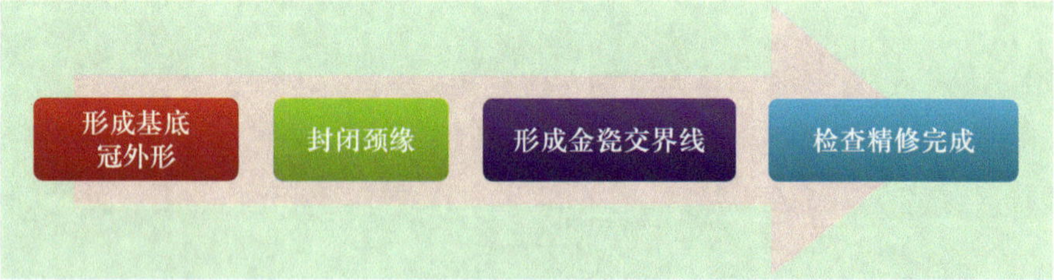

基底冠蜡型制作流程

分成若干小组,根据基底冠蜡型塑形所需材料、设备及工具进行准备,小组讨论研究基底冠蜡型应如何滴制。

任务实施

基底冠蜡型制作流程（以上颌第一前磨牙为例）

序号	内容	图示	方法步骤	要求及注意事项
1	形成基底冠外形	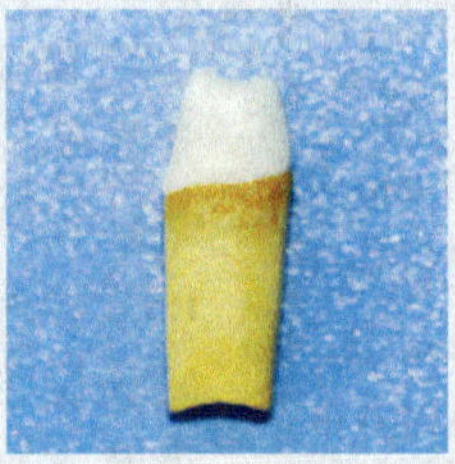	1. 采用加蜡法，滴蜡笔加热取蜡 2. 在基底蜡帽上加蜡使其具有初步的解剖形态	基底冠蜡型外形要圆钝光滑，无锐边锐角
		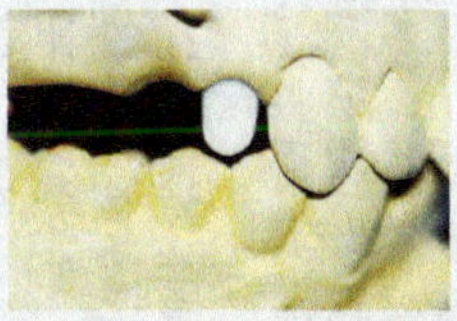	将代型复位，观察预留瓷空间情况	颊舌预留 1.5 mm，邻面预留 0.8~1.2 mm，殆面预留 2.0 mm 间隙以保证瓷层有均匀厚度
2	封闭颈缘	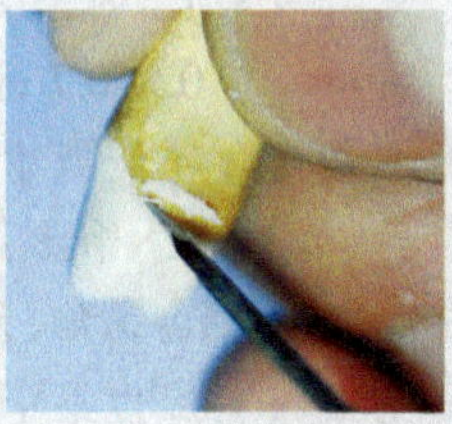	将颈缘 1.0 mm 以下部分的蜡去除	切除蜡的宽度要一致
		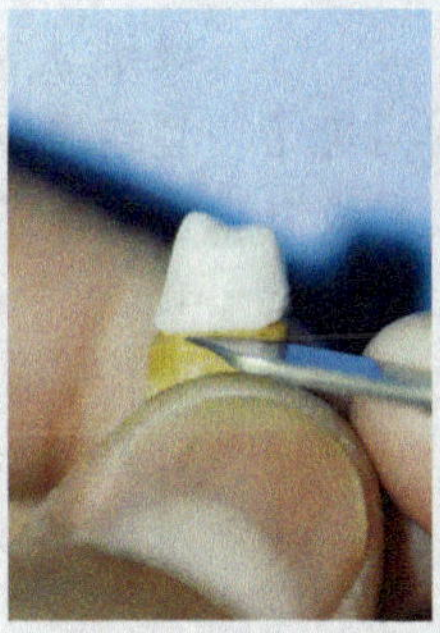	取下基底冠蜡型，涂分离油，重新复位	取基底冠蜡型时，可用刀轻翘边缘，进入空气后取下基底冠，注意不要翘动，容易破损
		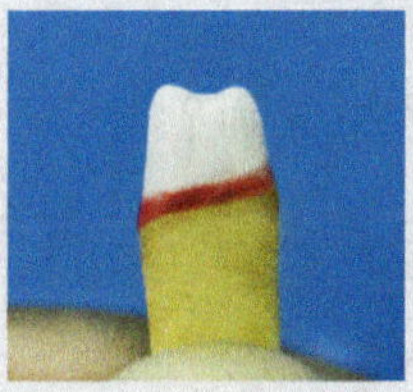	将颈缘切除的嵌体蜡用颈缘蜡重新恢复	1. 封好的颈缘必须要密合、完整连续、无菲边 2. 与塑形蜡及代型要衔接自然，不能出现台阶或悬突

敲黑板

1. 基底冠蜡型外形
2. 瓷层空间

学习心得笔记：

敲黑板
金瓷交界线位置、宽度、形态

学习心得笔记：

敲黑板
检查厚度、密合性、光滑度、瓷层空间

基底冠蜡型制作的方法及步骤

续表

序号	内容	图示	方法步骤	要求及注意事项
3	形成金瓷交界线	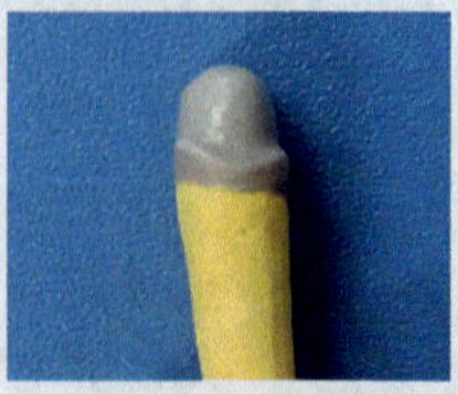 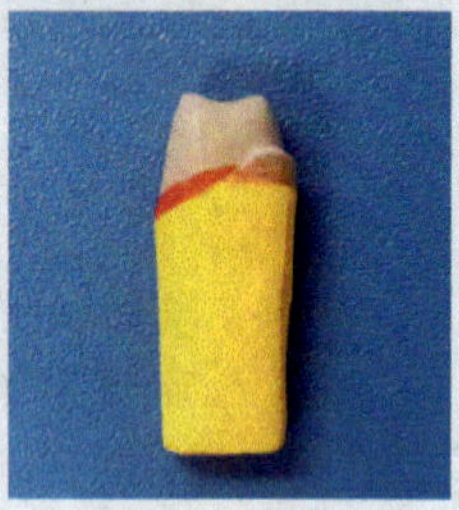	1. 先确定金瓷交界面的位置 原则上避开与对颌牙的接触滑行区。正常情况下应设计在舌侧距𬌗边缘 2.0 mm 处，邻面应在邻接区向下，向舌侧 1.0 mm 位置上，宽度为 0.5~1.0 mm 2. 滴蜡笔加热取蜡，在舌侧及近远中面龈缘上 1~2 mm 范围内填蜡 3. 在舌侧及近远中面加蜡形成金瓷交界面 4. 用雕刻刀精修形态	1. 形态要求： 1.1　外缘线清晰呈锐角，内缘线呈钝角或凹面 1.2　邻面末端移行，且界限分明，不超过邻面 1/2 1.3　边缘线不能有尖锐棱角，以免应力集中 1.4　外形应光滑、平顺 2. 设计要求：要避开咬合接触区 3. 金瓷交界面与代型边缘(应与龈缘密合，过渡平滑无台阶)
4	检查精修完成	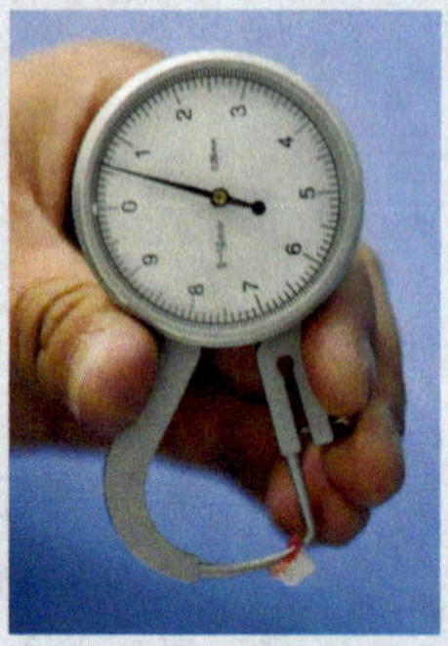	1. 利用量冠器测量内冠蜡型厚度 2. 代型复位放在𬌗架上观察预留瓷空间情况 3. 检查内冠蜡型的外形 4. 检查颈缘封闭情况 5. 检查金瓷交界线 6. 检查基底冠表面是否光滑、干净	1. 内冠蜡型厚度为 0.5~0.7 mm，最薄处不能低于 0.4 mm 2. 外形：圆钝，无锐边锐角，无深沟，即无应力集中区 3. 要求颈缘必须密合、连续，无菲边，颈缘蜡与塑形蜡石膏代型连接面不能出现台阶或悬突 4. 交界线形态、范围、设计要符合要求 5. 基底冠表面要光滑干净，无蜡屑

任务练习

1. 滴制基底内冠蜡型时还需要注意哪些方面？

2. 以小组为单位对本任务进行讨论归纳总结，然后动手操作，完成后小组成员互相检查评分。

基底冠蜡型制作方法与步骤评定表

评定项目	分值	考核标准	评分标准	学生自评	小组评分	教师评分	备注
素质要求	20分	1. 实训备品摆放合理 2. 坐姿正确 3. 工具及设备使用方法正确	1. 摆放不当，扣1~5分 2. 坐姿不正确，扣1~5分 3. 操作手法不正确，扣1~10分				
内冠蜡型厚度	15分	厚薄均匀，最薄处不低于0.4 mm	内冠蜡型厚薄不均匀或过薄，扣1~15分				
密合度	10分	内冠与基牙密合无缝隙	内冠与基牙不密合，扣1~10分				
预留瓷空间	15分	充足且均匀一致	预留瓷空间不足或不均匀，扣1~15分				
外形	15分	圆钝，无锐边锐角，无深沟	外形不准确，扣1~15分				
颈缘	10分	1. 颈缘密合、连续、无菲边 2. 颈缘蜡与塑形蜡连接处无台阶或悬突	1. 颈缘不密合、不连续、有菲边，扣1~10分 2. 颈缘蜡与塑形蜡连接处有台阶或悬突，扣1~10分				
金瓷交接线	10分	金瓷交界线形态（清晰，外线角锐角，内线角钝角）范围、设计符合要求	1. 形态不准确，扣1~5分 2. 设计不当，扣1~5分				
光滑度	5分	表面光滑	表面不光滑，扣1~5分				
总分	100分						

知识拓展

1. 烤瓷熔附金属全冠（porcelain fused to matal crown，PFM）：也称金属烤瓷全冠，它是外部用低熔瓷（熔点低于金属熔点），内部用金属材料联合制成的修复体，不但具有金属的强度同时还具有瓷的美观，能较好地恢复患牙的牙体形态和功能，是强度高、不易磨损、耐酸碱、外观较逼真、色泽相对稳定、生物相容性较好的永久性修复体。

2. 全瓷冠：完全由瓷制作而成，强度不如烤瓷熔附金属全冠高，但更加美观更适合前牙的修复。

学习心得笔记：

3. 数字化标准基底冠设计

数字化标准基底冠设计操作步骤

序号	内容	图示	操作步骤
1	模型数据导入	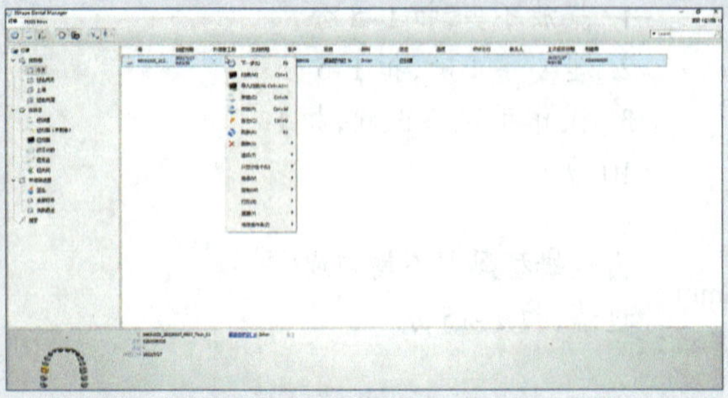	打开设计软件，单击鼠标右键，在菜单中选择“导入扫描”，导入扫描的数字模型信息
2	放置注释	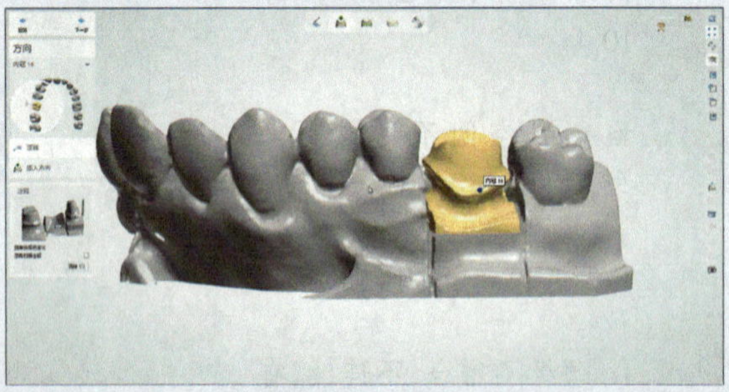	1. 依据图中左侧向导所示，在扫描制备件部件上，选择修复牙位 2. 在基牙颊侧颈缘线上单击，出现注释点大约确定边缘线 3. 点击下一步
3	设置就位方向	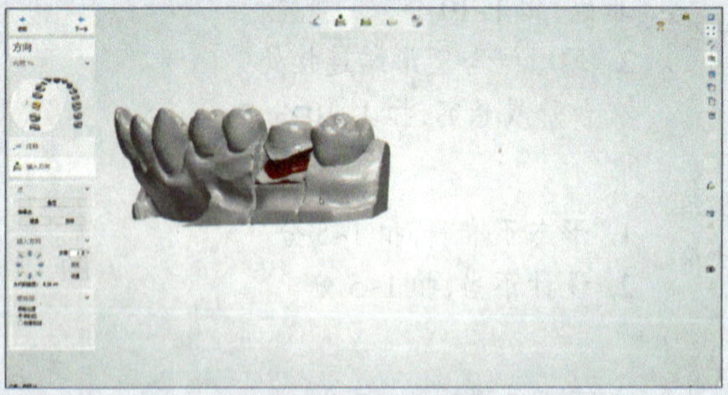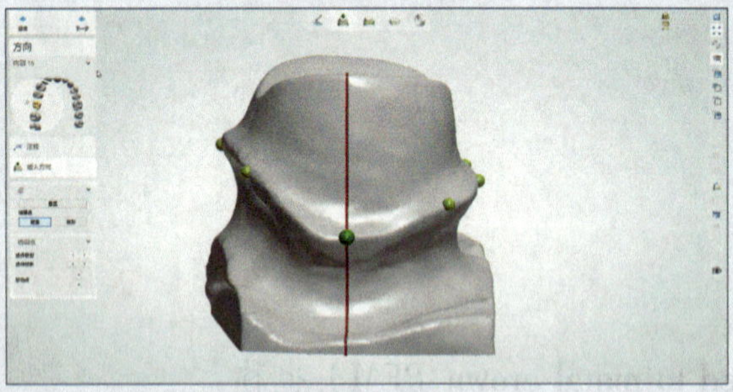	1. 系统自动利用辅助软件计算出共同就位方向 2. 就位方向步骤仅提供边缘线的粗略估计，实际的边缘线在下一步“边缘线”步骤修改。可以使用键盘、鼠标或左侧工具栏设计工具中显示的“编辑点”工具修改边缘线 3. 确定粗略边缘线位置正确，点击下一步
4	确定边缘线	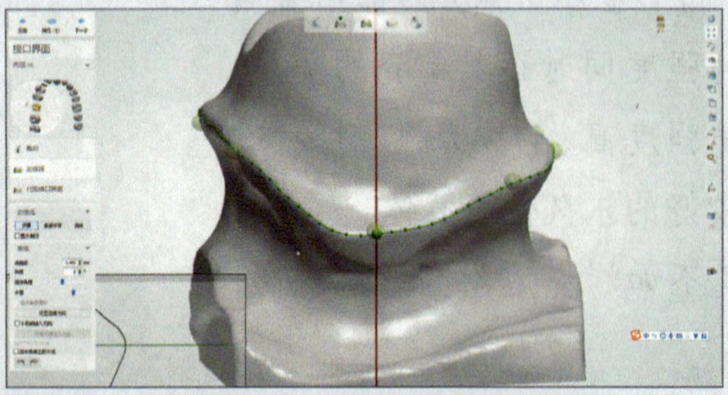	1. 自动默认：代型肩台边缘出现一圈绿色圆点，鼠标左键单击点选绿色圆点后，可通过键盘上下键进行位置选择，通过键盘左右键进行绿圆点间的切换 2. 手动绘制：按住鼠标左键，出现“红色笔”模拟手绘将边缘标记出来，画完一圈后，自动形成边缘线绿色圆点，个别调整绿圆点同自动默认的方法一致 3. 确定边缘线位置正确，点击下一步

续表

序号	内容	图示	操作步骤
5	代型接口界面	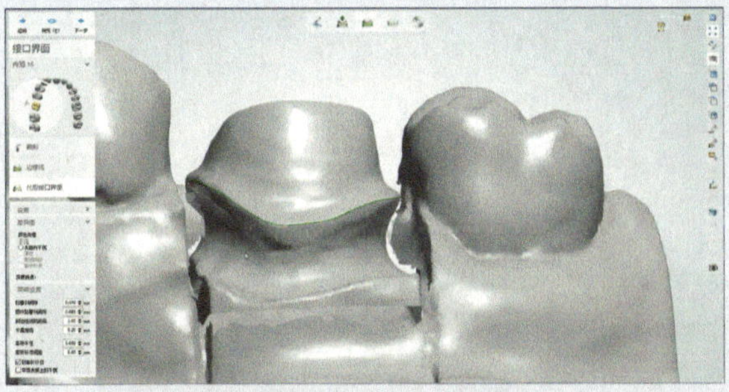	1. 左侧工具栏中，“高级设置”要根据所需的加工材料、基牙的条件及加工方式选择相应参数 2. 如果冠烧结后出现过松或过紧，根据实际情况调节“高级设置”中的黏着剂间隙
6	设计内冠	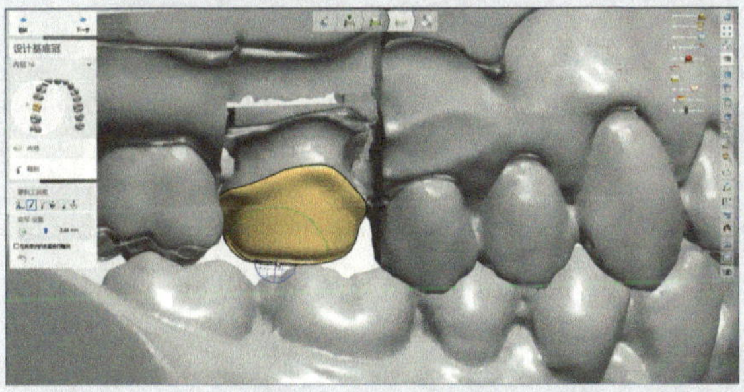	1. 用左侧工具栏雕刻包中“变形”工具进行内冠的微调，以适应对颌牙、邻牙和牙龈。按住“Shift”键同时，可以使用鼠标，滚轮更改“变形”工具的半径 2. 利用左侧工具栏雕刻包中“蜡刀”工具，可以添加 / 移除 / 平滑牙冠，使基底冠表面光滑，无锐边、锐角 3. 点击下一步
7	设计完成	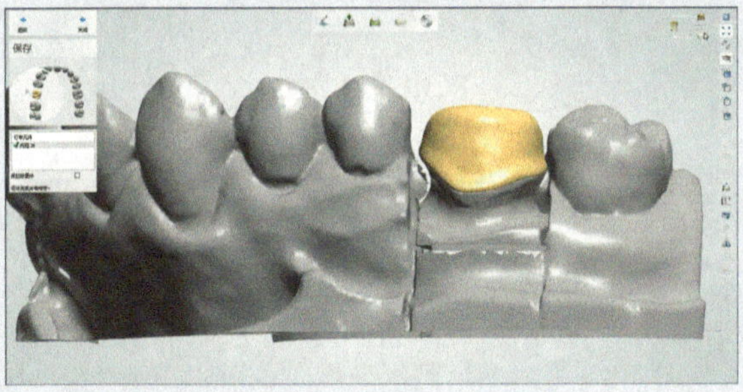	对整体设计做最后一次检查，无误后点击保存数据系统，自动保存，待需要时传输数据至 CAM 进行加工制作

学习心得笔记：

项目五 铸造金属全冠固定桥蜡型的制作

项目导入

患者，45 岁。检查发现右侧上颌第二前磨牙缺失，需要做固定修复。请思考：应该如何制作修复体？

项目目标

掌握固定桥蜡型制作的方法及步骤，通过反复操作，锻炼独立思考、总结归纳及模仿的能力。

项目导图

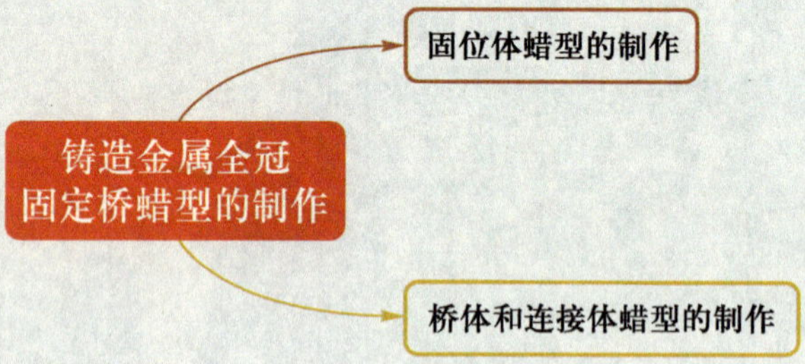

项目五

铸造金属全冠固定桥蜡型的制作

任务一 固位体蜡型的制作

固定桥蜡型的制作

知识平台

学习心得笔记:

1. 固定桥

固定桥的组成及特点

图示	定义	组成	优点
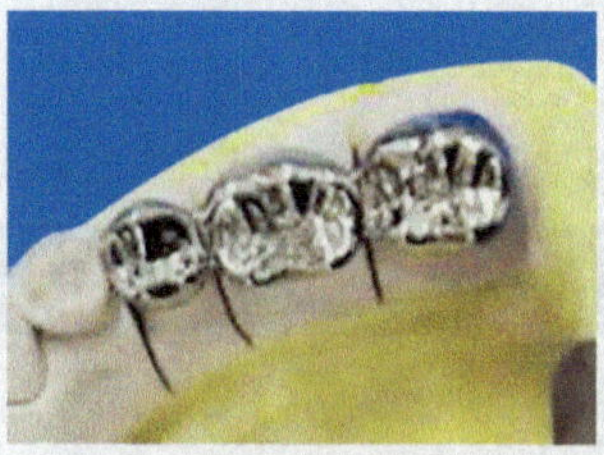	是固定义齿的一种，它主要利用缺牙间隙两端或一端的天然牙作为基牙，在基牙上制作义齿的固位体，并与人工牙连成一个整体，通过黏接剂粘固于基牙上，是患者不能自行取下的一种修复体	固定桥是由固位体、桥体和连接体三部分组成的	美观、舒适、无异物感、使用方便、咀嚼功能良好等

2. 固定桥蜡型制作的目的

2.1　掌握蜡的性能及各色蜡的用途

2.2　熟练掌握设备及工具的使用方法及注意事项

2.3　掌握牙体解剖形态

2.4　掌握滴蜡基本方法、程序

2.5　锻炼观察和检测的能力

3. 固定桥蜡型制作的材料

3.1　蜡：详见项目一

3.2　间隙漆、分离油、毛巾、纸巾、咬合纸：详见项目三

3.3　4|和6|为基牙，5|缺失的上颌石膏模型：详见项目四

4. 固定桥蜡型制作的工具

4.1　滴蜡笔：详见项目一

4.2　雕刻刀、毛刷：详见项目二

5. 固定桥蜡型制作的设备

5.1　电子熔蜡器：详见项目一

学习心得笔记:

5.2 殆架、恒温浸蜡器:详见项目三

6|和 4|全冠固位体蜡型的制作流程

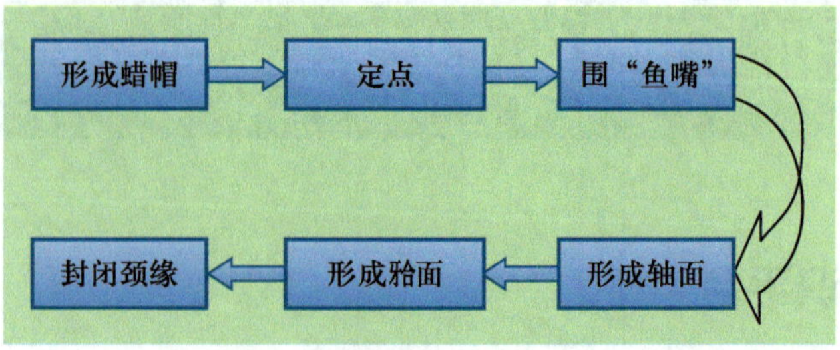

将学生分成若干小组,根据固位体蜡型塑形所需材料、设备及工具进行准备,小组讨论研究应如何滴制固位体蜡型?

任务实施

上颌第一磨牙和上颌第一前磨牙全冠固位体蜡型制作的方法及步骤

序号	内容	图示	方法步骤	制作要求
1	4|和6|蜡帽的形成	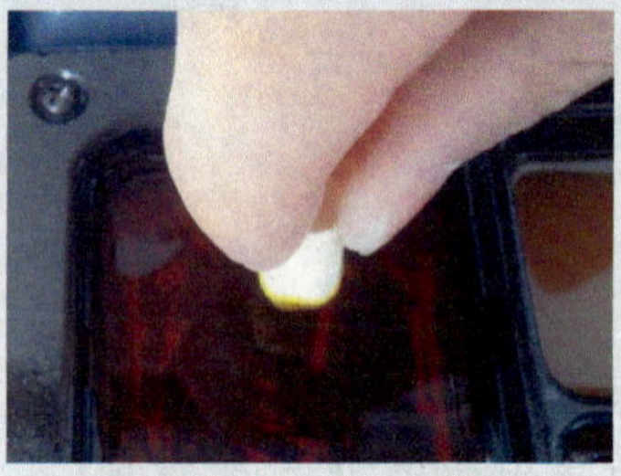	1. 涂布分离油 2. 浸蜡法制作4|和6|蜡帽(方法同项目三中全冠蜡帽形成一致)	详见项目三
2	4|固位体蜡型的制作	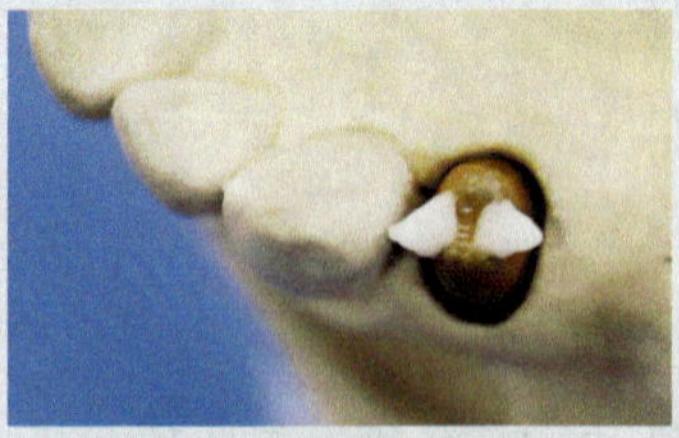 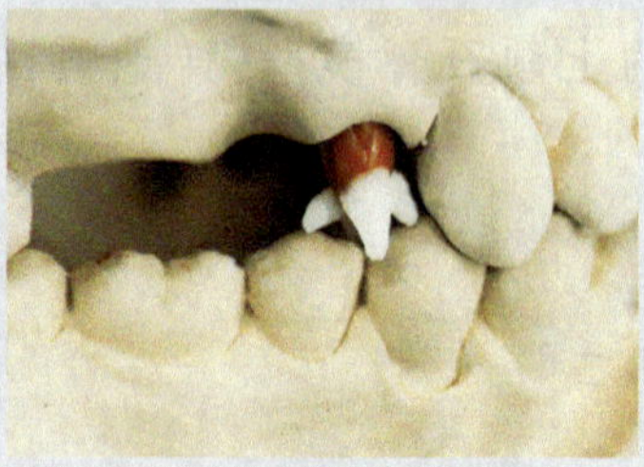	定点 1. 上颌第一前磨牙需要定4个点,即近远中邻接点,颊尖顶点和舌尖顶点 2. 具体位置,上下颌咬合时 近中邻接点:正对下颌第一前磨牙颊尖的远中牙尖嵴接近嵴顶处 远中邻接点:正对下颌第二前磨牙颊尖的近中牙尖嵴接近嵴顶处	定点位置一定要准确,近远中邻接点形成咬合点。可参照标模及对侧同名牙

续表

序号	内容	图示	方法步骤	制作要求
			舌尖顶点：位于下颌第一前磨牙的远中边缘嵴和下颌第二前磨牙的近中边缘嵴之间，略偏近中 颊尖顶点：位于下颌第一前磨牙的远中颊斜面略偏远中处	
		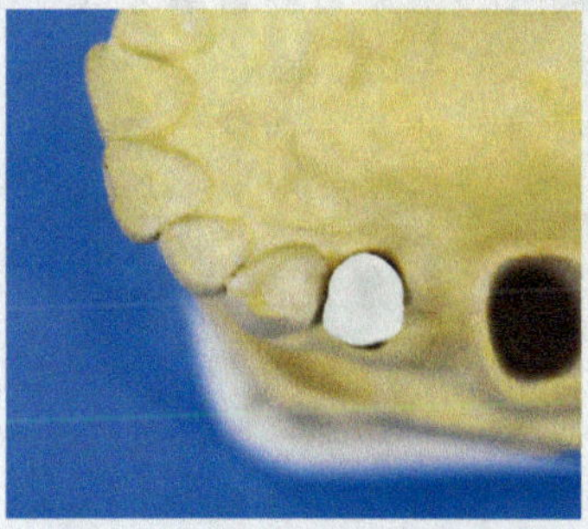	围“鱼嘴”：将定好的各个点连接起来，形成边缘嵴，呈“鱼嘴”形态	4|殆边缘嵴、舌尖的近远中牙尖嵴各形成一个咬合点
2	4|固位体蜡型的制作	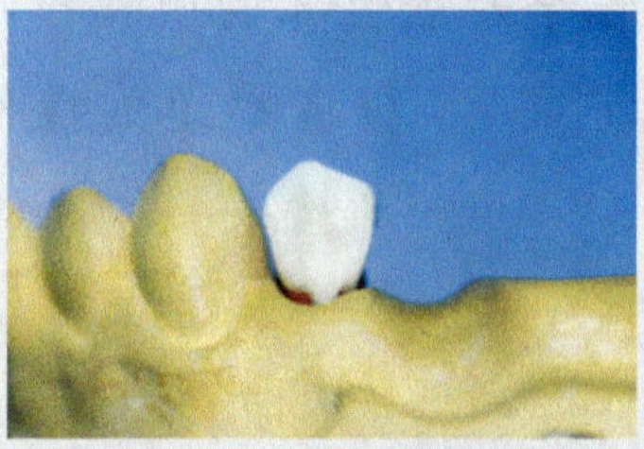	轴嵴和近远中缘的形成 1. 恢复轴嵴的形态及颈部外形高点的突度 2. 恢复近远中缘的轴角及轴角突度	轴嵴的突度要适当，颈部外形高点的突度在颈 1/3 处
		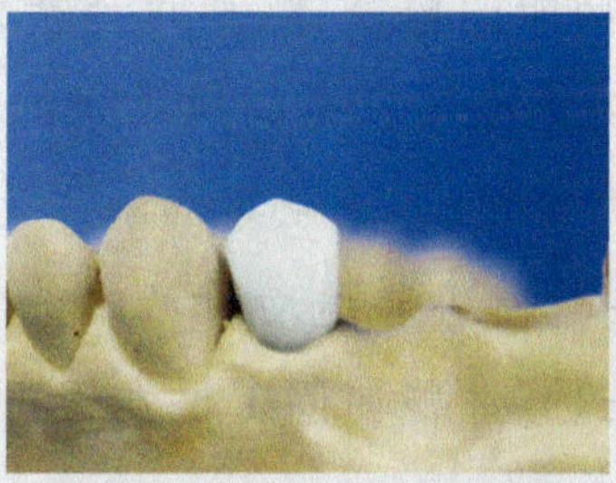	填空形成斜面及外形高点	斜面要光滑，突度以及发育沟与邻牙相协调
		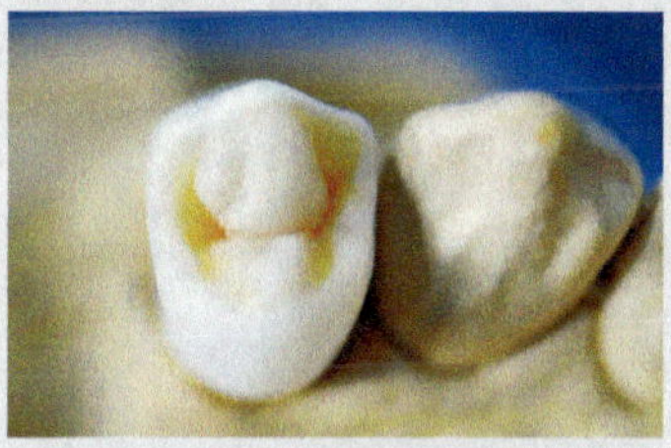	形成殆面，先滴制主嵴，再滴制副嵴，形成主沟和副沟	咬合点的位置：颊尖远中舌斜面上
		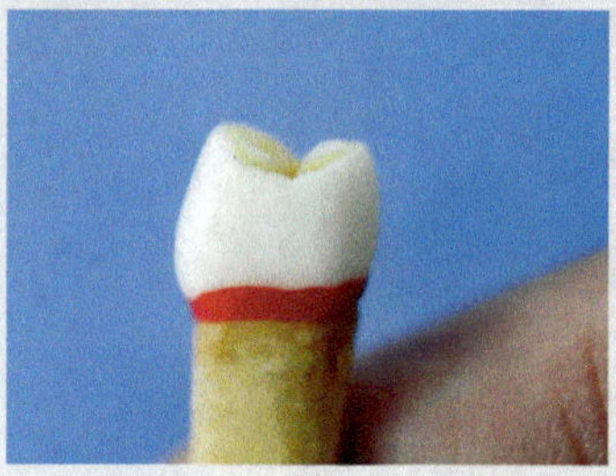	封闭颈缘：方法同项目三中全冠蜡型制作一致 精修完成	详见项目三

学习心得笔记：

学习心得笔记：

续表

序号	内容	图示	方法步骤	制作要求
3	6┘全冠蜡型的制作	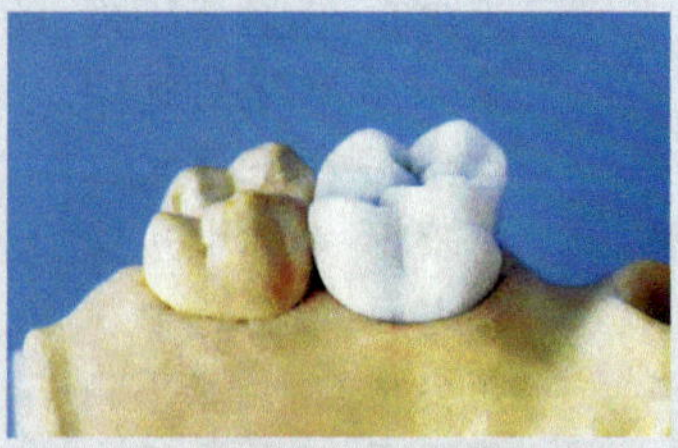	方法同项目三中上颌第一磨牙全冠蜡型制作一致	详见项目三
4	固位体蜡型完成	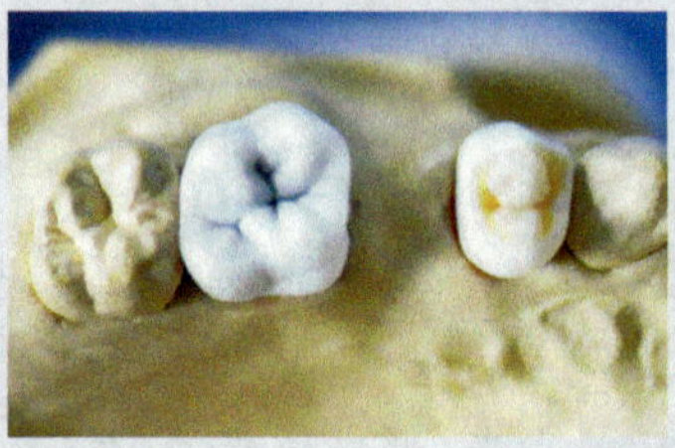	上颌第一前磨牙与尖牙、上颌第一磨牙与上颌第二磨牙的轴面突度要协调	

任务练习

以小组为单位，归纳总结制作全冠固位体的操作技巧和注意事项，按照正确的方法和步骤进行训练，根据各小组的操作情况进行评比。

知识拓展

固位体：是恢复基牙形态和功能的修复体，通过连接体与桥体相连接，使固定桥和基牙形成一个功能整体。桥体所承担的𬌗力通过固位体传导至基牙及牙周支持组织。固位体必须牢固地固定在基牙上，有足够的固位力才能抵抗义齿在行使咀嚼运动时产生的各种方向的外力，而不至于发生松动或脱落，这样才能使固定桥发挥正常功能。

任务二
桥体和连接体蜡型的制作

学习心得笔记：

知识平台

固定桥是由固位体、桥体和连接体三部分组成。本节任务主要学习桥体和连接体。

1. 桥体：是固定桥中用来恢复缺失牙的形态和功能的部分。

2. 连接体：是固位体与桥体的连接部分，主要作用是将固位体与桥体连接成为一个功能整体。

3. 桥体蜡型的制作流程

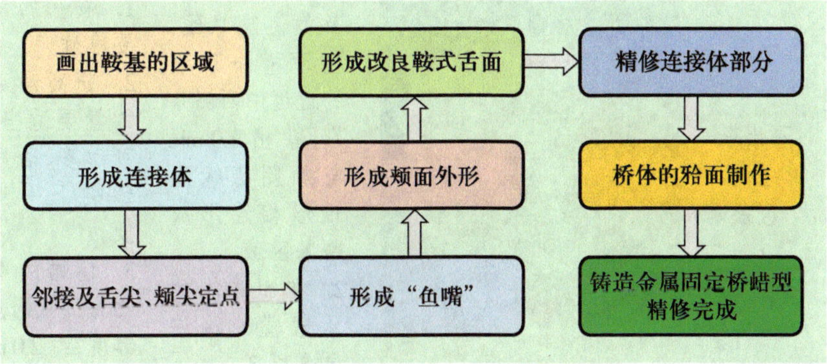

桥体蜡型制作流程

4. 固定桥蜡型完成后的检查

4.1　全冠的检查（同全冠）

4.2　桥体的检查

4.2.1　咬合（动、静态）

4.2.2　殆面

大小：应适当减小殆面面积，即舌侧减径或扩大舌侧外展隙。

形态：降低非功能尖的牙尖斜度，加深颊舌沟增加食物排溢以减轻殆力。咬合点均匀分布，位置正确。

4.2.3　龈面形态：与牙槽嵴密合而无压迫，呈"T"形接触式，龈面高度光滑

4.2.4　殆曲线：相互协调

学习心得笔记:

4.2.5 连接体:连接体应位于天然牙的接触区,面积应大于天然牙接触区面积(为 6.0~9.0 mm^2),以增强固定桥的抗挠曲作用,外形圆钝,龈面形成 U 形,并不能压迫牙龈

4.2.6 表面光滑度

4.2.7 桥体是否有翘动变形

将学生分成若干小组,根据所需材料、设备及工具进行准备,小组讨论研究应如何滴制桥体和连接体?

任务实施

桥体、连接体蜡型的制作方法及步骤(以654|全冠蜡型为例)

序号	内容	图示	方法及步骤	制作要求
1	画出鞍基的区域	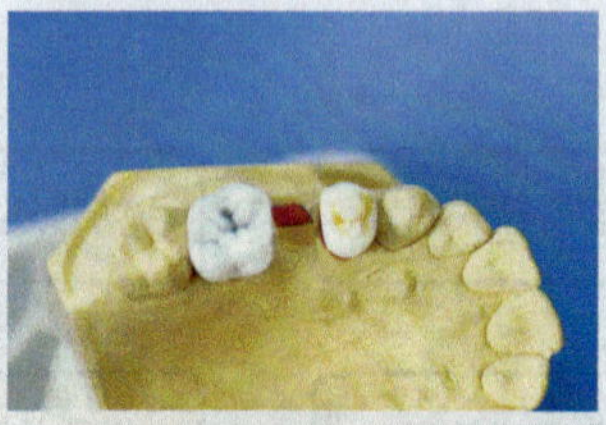 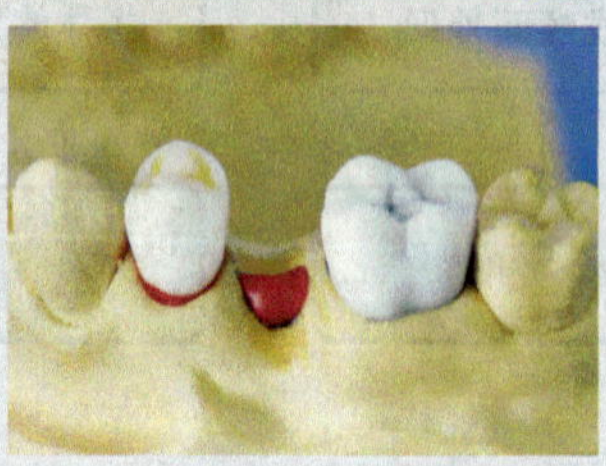	1. 在模型上缺牙区牙槽嵴处描记牙槽嵴顶线及颊侧龈缘线,在牙槽嵴顶线的近远中两侧分别留出 1.0 mm 与颊侧龈缘线弧形相连形成鞍基区域 2. 在5|桥体的牙槽嵴处涂一层分离剂 3. 将画线区域铺一层颈缘蜡	1. 鞍基的范围要准确 2. 分离油涂布的量要适当,不可过多,否则会影响下一步的操作 3. 铺蜡的厚度约为一张蜡片的厚度,约 2.0 mm
2	形成连接体	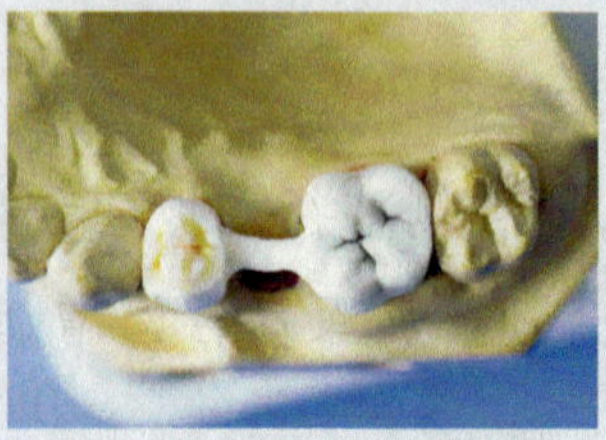	1. 在颈缘蜡上叠加蜡,形成蜡核 2. 将蜡核连接上颌第一前磨牙的远中和上颌第一磨牙的近中接触区	1. 蜡核要在鞍基区域内 2. 面积为 6.0~9.0 mm^2,不能小于 6.0 mm^2 且颊舌向 3.0 mm(以中央沟为界,颊侧 1.0 mm,舌侧 2.0 mm),殆龈向 2.0 mm,与牙龈乳突之间形成 1.0 mm 的空间。接触区龈方形成 U 形,不能形成 V 形狭缝

续表

序号	内容	图示	方法及步骤	制作要求
3	邻接点及舌尖定点	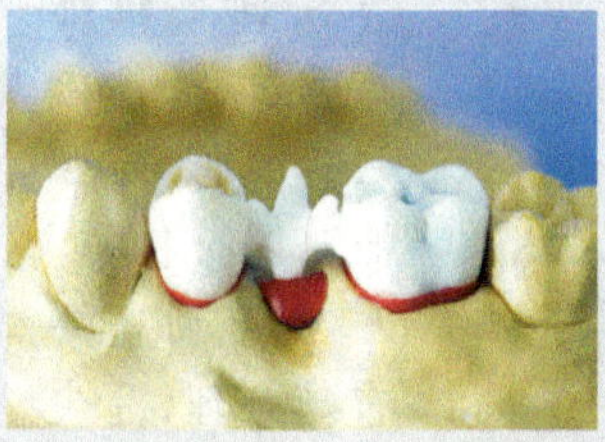	在蜡核上加蜡定邻接点及舌尖点。参照对侧同名牙	在邻接点形成两个咬合点，舌尖牙尖顶形成一个咬合点，舌尖略向颊侧偏移，以缩小桥体𬌗面的颊舌径（根据基牙条件及缺失牙数目等因素）
4	颊尖定点	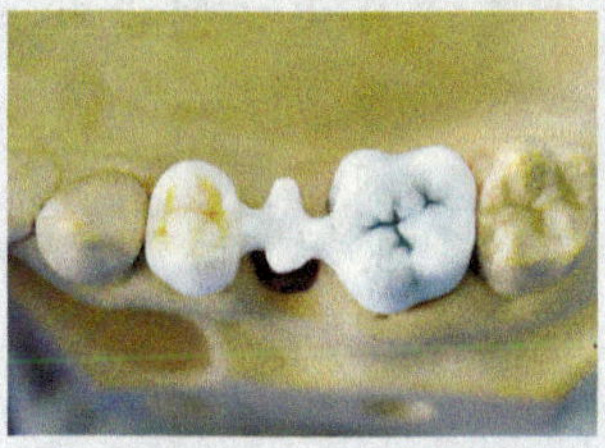	1. 上下颌咬合时，颊尖的滴制方法同舌尖 2. 上下颌咬合时，颊尖顶正对下颌第二前磨牙的远中发育沟	颊尖一般不宜偏向舌侧，以免影响美观
5	形成“鱼嘴”	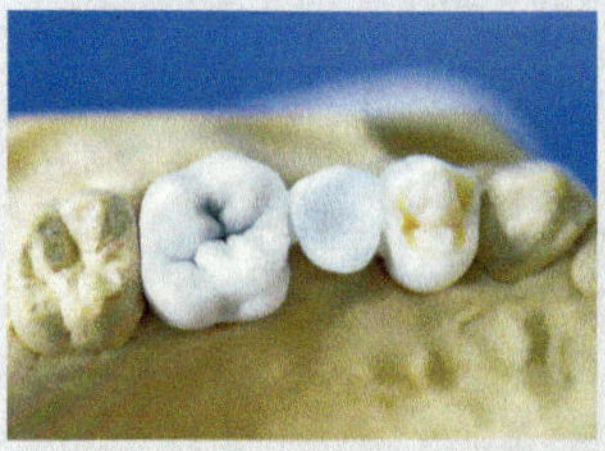	连接各个点，形成“鱼嘴”形状	近远中径不超过上颌第一磨牙近远中径的2/3
6	形成颊面外形	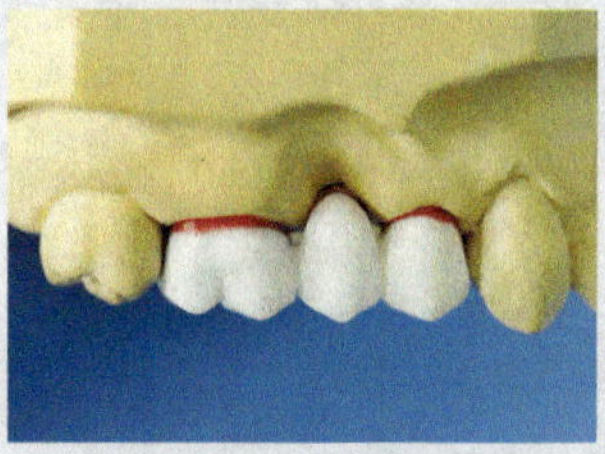	1. 形成颊轴嵴 2. 形成两个颊斜面 3. 形成颊侧外形高点及桥体颈部形态 4. 精修完成颊面形态	外形高点与邻牙突度要协调
7	形成改良鞍式舌面	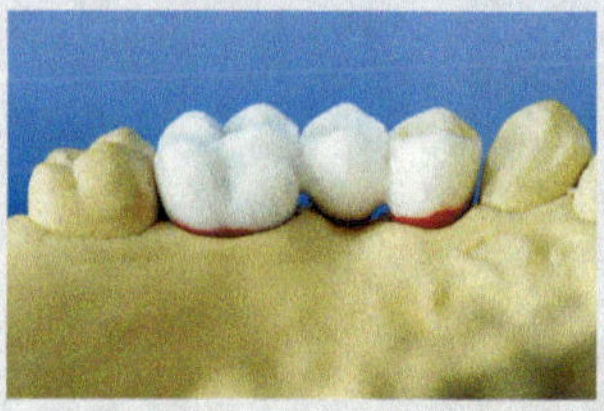	1. 舌侧减径，且较低平，倾斜角度大于45° 2. 精修完成舌面形态	做出卫生桥的形状，并且桥体龈端应与牙龈紧密接触
8	精修连接体部分	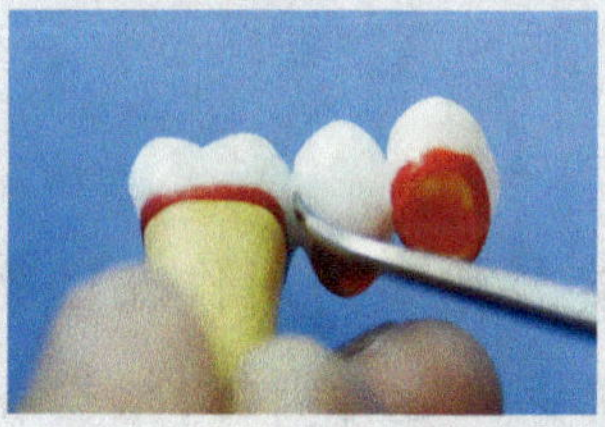	连接体应位于天然牙的接触区，面积应大于天然牙接触区面积，以增强固定桥的抗挠曲作用，外形圆钝，龈面形成U形，并不能压迫牙龈	各面光滑、圆钝，面积不小于6.0 mm^2

学习心得笔记：

学习心得笔记：

续表

序号	内容	图示	方法及步骤	制作要求
9	桥体的殆面制作	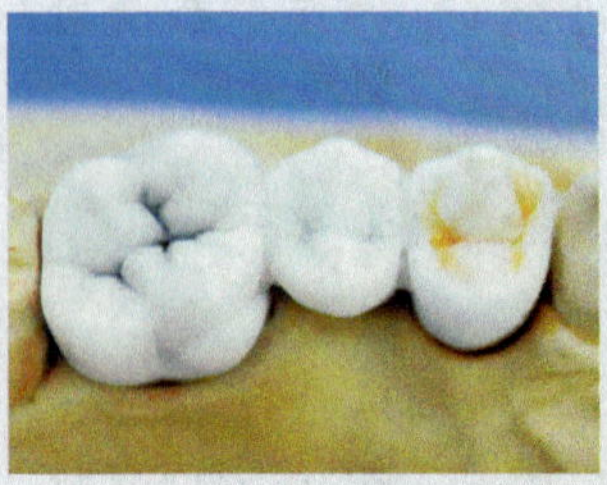	1. 殆面的制作方法同固位体蜡型的制作方法一致，形态参照对侧同名牙 2. 咬合面需要布局合理，牙尖三角嵴有一定的倾斜，在两个牙尖之间没有多余的蜡屑，表面光滑 3. 殆面的沟窝点隙要清楚、自然，没有刀刻痕迹	颊尖的远中舌斜面上形成一个咬合点
10	铸造金属固定桥蜡型精修完成	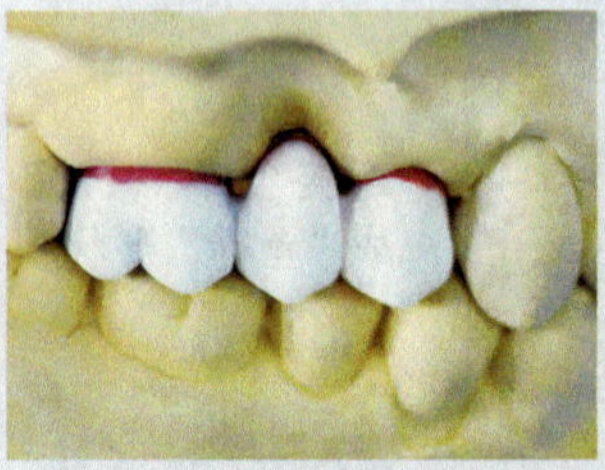	颊面观	
		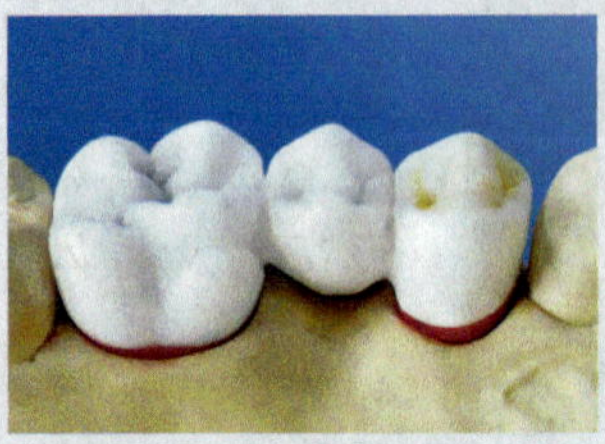	舌面观	
		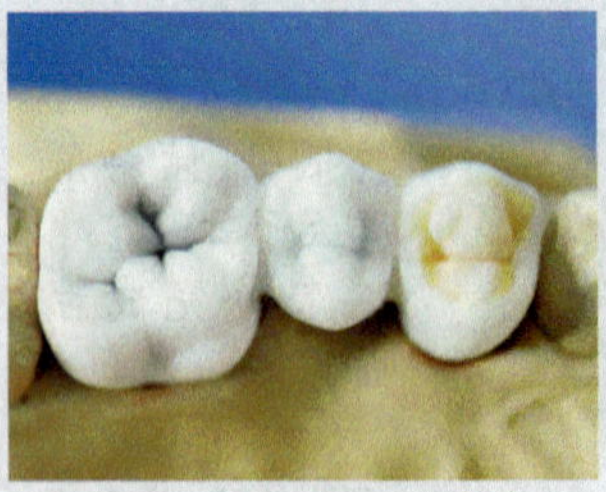	殆面观	

任务练习

以小组为单位归纳总结固定桥蜡型的制作流程及操作技巧。按照正确的固定桥蜡型制作方法和步骤进行训练，根据各小组的操作情况进行评比。

铸造金属全冠固定桥蜡型的制作项目评定表

评定项目	分值	考核标准	评分标准	学生自评	小组评分	教师评分	备注
素质要求	20分	1. 实训备品摆放合理 2. 坐姿正确 3. 工具及设备使用方法正确	1. 摆放不当，扣1~5分 2. 坐姿不正确，扣1~5分 3. 操作手法不正确，扣1~10分				
64|全冠蜡型	20分	同项目三中的全冠考核标准一致	详见项目三				
桥体形态	20分	1. 桥体轴面形态及突度正确、舌侧外展隙及邻间外展隙形态正确 2. 𬌗面形态正确 3. 龈面与牙槽嵴密合而无压力，呈"T"形接触式 4. 桥体大小应比天然牙稍小	1. 轴面不准确，扣1~5分 2. 𬌗面不准确，扣1~5分 3. 龈面形态不准确，扣1~5分 4. 桥体大小不准确，扣1~5分				
连接体	15分	1. 位置准确 2. 面积大于天然牙接触区面积，不小于4 mm^2 3. 外形圆钝。各个方向外展隙形态均呈"U"形，不压迫牙龈	1. 位置不准确，扣1~5分 2. 面积过大或过小，扣1~5分 3. 外展隙形态不良，扣1~5分				
颈缘	10分	1. 颈缘密合、连续、无菲边 2. 颈缘蜡与塑形蜡连接处无台阶或悬突	1. 颈缘密合度差，扣1~5分 2. 颈缘不连续、有菲边、台阶或悬突，扣1~5分				
功能	10分	1. 静态咬合：正中𬌗𬌗面咬合点数目、位置正确 2. 动态咬合：前伸、侧方𬌗无干扰	1. 静态咬合数目不足或位置不正确，扣1~5分 2. 动态咬合无干扰，扣1~5分				
干净光滑度	5分	表面干净光滑	表面不干净、不光滑，扣1~5分				
总分	100分						

知识拓展

桥体的类型：

1. 按制作材料分为：金属桥体、非金属桥体、金属与非金属联合桥体。

学习心得笔记：

学习心得笔记:

2. 按桥体龈端与牙槽嵴黏膜的接触关系分为:接触式桥体和悬空式桥体(桥体的龈端与牙槽嵴黏膜至少有3 mm的距离)。

3. 按桥体的外形可分为:盖嵴式桥体、改良盖嵴式桥体、球性桥体和悬空式桥体。改良盖嵴式是现在最常用的桥体外形,与其他类型的桥体相比,它是外形最美观,最舒适,而且可以自洁的桥体。

项目六
烤瓷联合固定桥蜡型的制作

项目导入

患者，女，45 岁。检查发现右侧上颌第二前磨牙缺失，需要做固定修复。请思考，应该如何制作修复体。

项目目标

掌握烤瓷联合固定桥蜡型制作的方法及步骤，通过反复操作，锻炼独立思考、归纳总结的能力。

项目导图

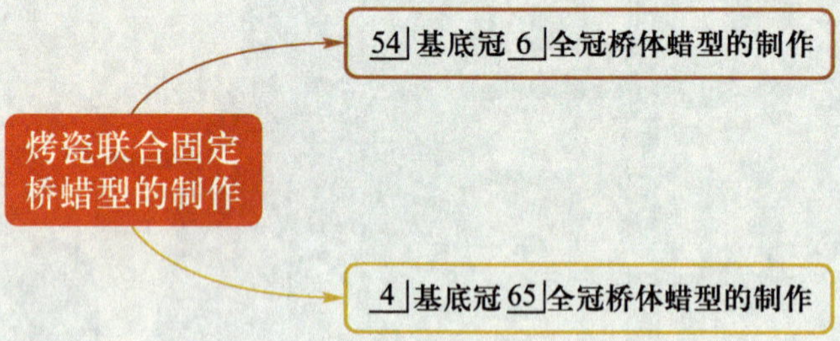

项目六

烤瓷联合固定桥蜡型的制作

任务一
54|基底冠 6|全冠桥体蜡型的制作

学习心得笔记:

知识平台

1. 烤瓷联合固定桥蜡型制作的目的

1.1 进一步掌握蜡的性能及各色蜡的用途

1.2 进一步熟练掌握设备及工具的使用方法及注意事项

1.3 掌握牙体解剖形态

1.4 进一步掌握滴蜡基本方法、程序

1.5 锻炼观察和检测的能力

2. 烤瓷联合固定桥蜡型制作的材料

3. 烤瓷联合固定桥蜡型制作的工具

4. 烤瓷联合固定桥蜡型制作的设备

5. 烤瓷联合固定桥蜡型制作的流程(以54|基底内冠 6|全冠蜡型制作为例)

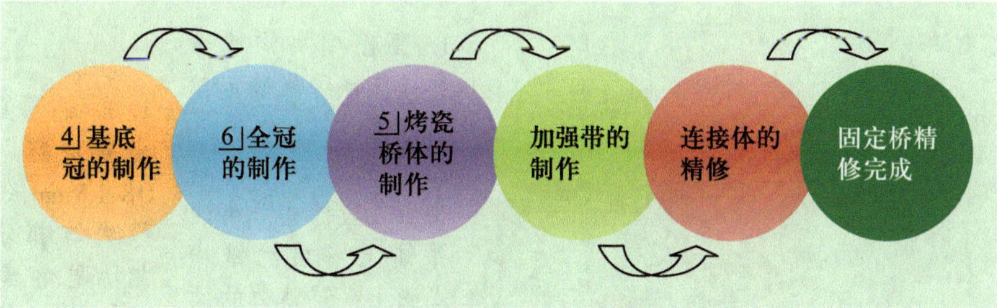

烤瓷联合固定桥蜡型制作流程

6. 完成后的检查

6.1 基底冠、全冠的检查(与之前任务中所讲的检查方法一致)

6.2 烤瓷桥体的检查

颊面:预留出瓷层空间 0.8~1.2 mm,颈缘线与邻牙相协调,注意预留空间均匀。

舌面:形成改良鞍式桥体。

𬌗面:预留出瓷层空间 2.0 mm;大致恢复出𬌗面雏形,舌尖略偏向颊侧,以减小桥体颊舌径(目的是减少桥体所受的𬌗力),外形圆钝,不

学习心得笔记：

能形成尖锐棱角。

龈面：呈弧形。

6.3　连接体的检查

各个面预留瓷层空间 0.8~1.2 mm，且均匀；各外展隙均呈 U 形，不能形成狭缝；连接体与桥体、固位体结合紧密；固定桥稳定无翘动；连接体与 4| 的金瓷交界线相连续。

6.4　光滑度检查

表面光滑无残蜡，无刀痕。

将学生分成若干小组，根据所需材料、设备及工具进行准备，小组讨论研究应如何滴制 54| 基底内冠 6| 全冠蜡型？

任务实施

54| 基底内冠 6| 全冠蜡型制作的方法及步骤

<table>
<tr><th>序号</th><th>内容</th><th>图示</th><th>方法及步骤</th><th>制作要求</th></tr>
<tr><td>1</td><td>固位体蜡型制作</td><td>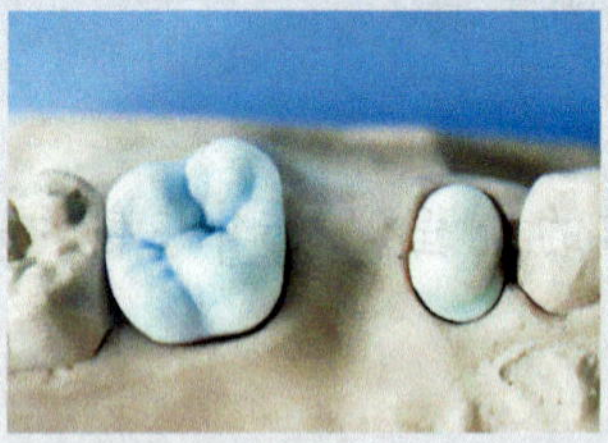</td><td>1. 4| 基底冠的制作方法与项目四中基底冠蜡型制作方法相同
2. 6| 全冠的制作方法与项目三中全冠蜡型制作的方法相同</td><td>详见项目四
详见项目三</td></tr>
<tr><td>2</td><td>5| 烤瓷桥体蜡型的制作</td><td>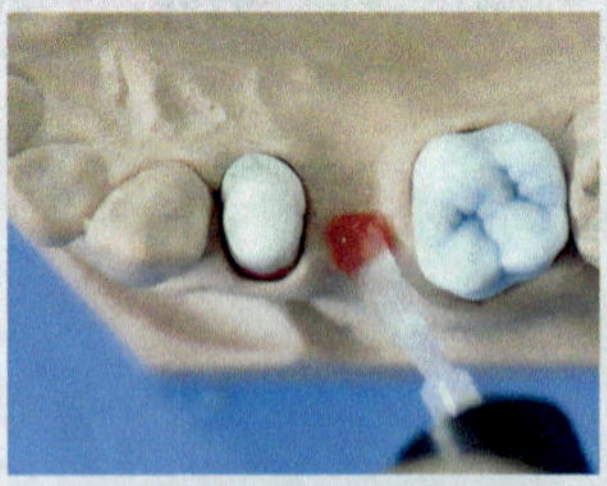
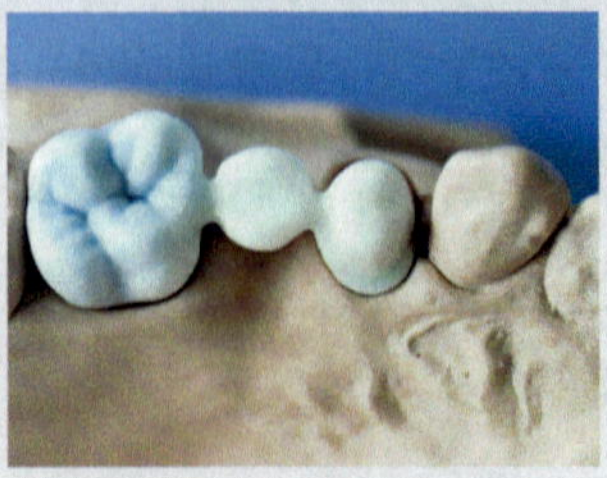</td><td>1. 画出中央沟连线和颊侧龈缘线确定鞍基范围
2. 在缺牙区牙槽嵴相应位置涂布分离油并铺上一层红蜡片或滴上一层薄薄的颈缘蜡
3. 在缺牙区蜡片上涂布分离油
4. 在上面加蜡，形成 5| 烤瓷桥体蜡核
5. 将蜡核按照正确的邻面接触区位置与两侧邻牙相连，形成连接体
6. 𬌗面形态：大致恢复出𬌗面雏形，舌尖略偏向颊侧，以减小桥体颊舌径</td><td>1. 颊面：预留出瓷层空间 0.8~1.5 mm，颈缘线与邻牙相协调，注意预留空间要均匀
2. 舌面：形成改良鞍式桥体
3. 𬌗面：预留出瓷层空间 2.0 mm
4. 外形圆钝，不能形成尖锐棱角，龈面呈弧形</td></tr>
</table>

续表

序号	内容	图示	方法及步骤	制作要求
3	加强带的制作	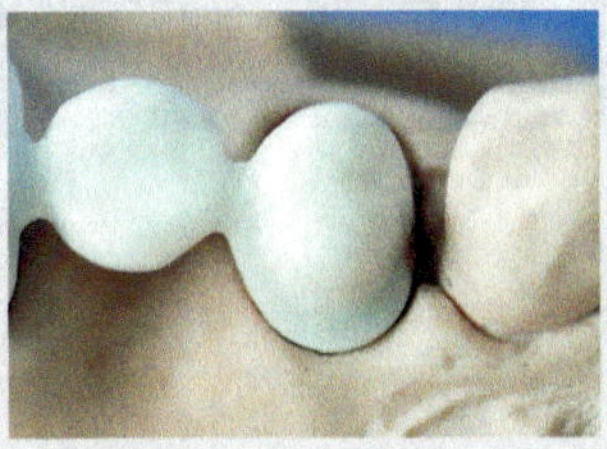	1. 从上颌第一前磨牙远中面的舌侧金瓷交界线向连接体上方与上颌第二前磨牙的方向相连，与上颌第二前磨牙之间形成1.0 mm空间 2. 将连接体下方与金瓷交界线连接，修整平面	1. 上宽下窄 2. 上斜面与金瓷交界线顺延 3. 与上颌第二前磨牙之间呈“U”形
4	连接体的精修	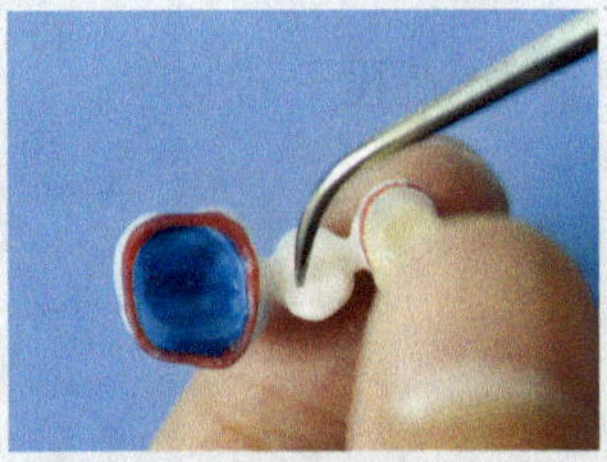	1. 将滴蜡笔加热，对连接体进行精修，包括连接体的面积、形态及位置 2. 将上颌第一前磨牙的远中面金瓷交界线与连接体相连续，形成足够的瓷支撑面，增加瓷支撑强度，避免应力集中引起崩瓷	1. 位置：偏舌侧，以利颊侧有足够的瓷层空间 2. 向龈方延伸，预留出𬌗方和龈方的瓷层空间 3. 形态：各外展隙均呈“U”形，不能形成狭缝，以防崩瓷
5	固定桥精修完成	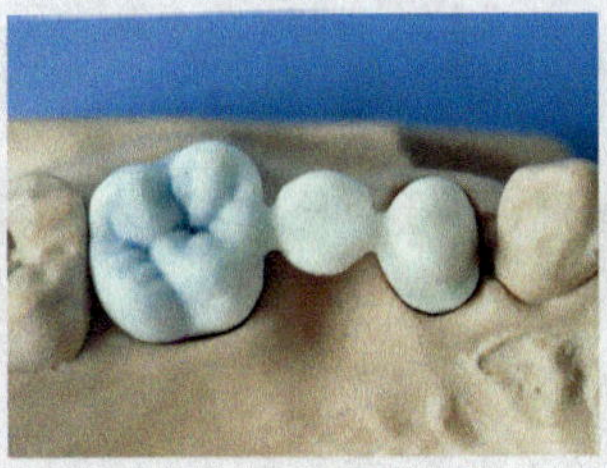	固定桥整体精修，按照项目三和项目四中有关全冠和基底冠的制作标准及检查方法进行精修	详见项目三和项目四

任务练习

分组进行训练，想一想铸造金属固定桥蜡型和烤瓷联合金属固定桥蜡型制作时有哪些相同点和不同点？以小组为单位进行讨论归纳总结，然后动手操作，练习54|基底内冠6|全冠固定桥蜡型的制作。

学习心得笔记：

学习心得笔记:

任务二 4|基底冠65|全冠桥体蜡型的制作

知识平台

4|基底冠65|全冠桥体蜡型的制作与54|基底内冠6|全冠桥体蜡型的制作方法步骤一致,不同点是前者需恢复上颌第二前磨牙的解剖形态。

1. 4|基底冠65|全冠桥体蜡型制作的目的,采用的工具、材料和设备与54|基底内冠6|全冠蜡型制作相同,不再详细介绍。

2. 4|基底冠65|全冠桥体蜡型制作流程

2.1 固位体蜡型的制作

2.2 桥体的制作

2.3 连接体的制作

2.4 精修完成

3. 固定桥完成后的检查

固定桥完成后的检查内容

图示	检查内容
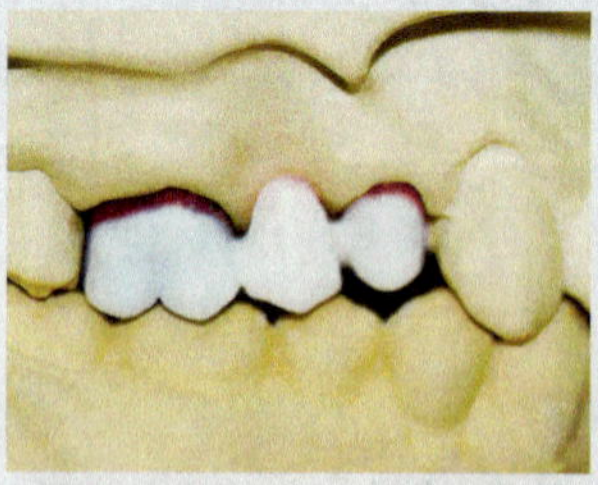 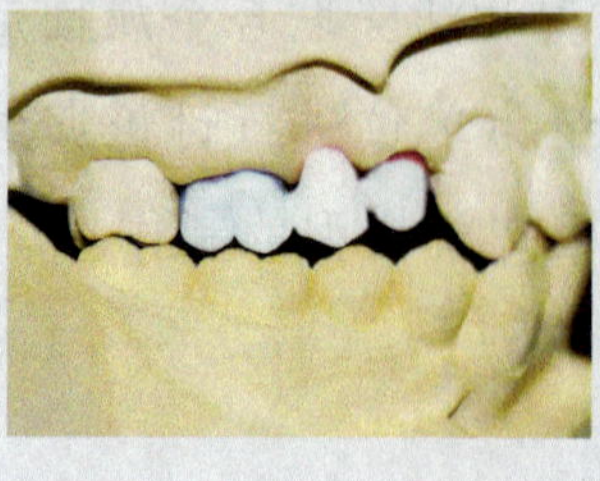	3.1 基底冠、全冠的检查(具体内容见项目三和项目四) 3.2 桥体的检查 3.2.1 咬合(动、静态) 3.2.2 轴面形态:桥体颊面牙颈部向舌侧内收 3.2.3 𬌗面 大小:应适当减小𬌗面面积,即功能尖——舌尖。目的是减小咬合力,因为桥体的咬合力是通过连接体传到两侧固位体,再由基牙传至牙槽嵴及周边的牙周组织 形态:降低非功能尖的牙尖斜度,加深颊舌沟增加食物排溢以减轻𬌗力。咬合点均匀分布,位置正确 3.2.4 龈面形态:与牙槽嵴密合而无压迫,呈T形接触式,龈面高度光滑

续表

图示	检查内容
	3.2.5 殆曲线：包括横殆曲线和纵殆曲线，要保证曲线协调 3.3 连接体的检查 呈 U 型且两侧对称，面积为 6.0~9.0 mm^2 3.4 光滑度检查 蜡型表面要光滑，不能有蜡屑

分成若干小组，根据所需材料、设备及工具的学习进行准备，小组讨论研究应如何滴制 4|基底内冠 65|全冠蜡型？

任务实施

4|基底冠 65|全冠桥体蜡型的制作方法及步骤

序号	内容	图示	图解叙述
1	固位体蜡型制作	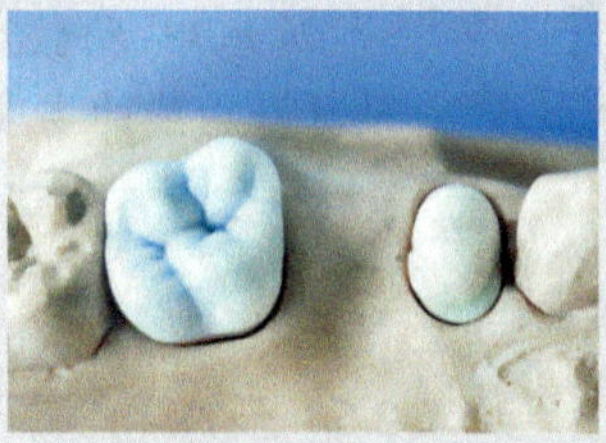	1.1 4|基底冠蜡型（制作方法见项目四中基底冠蜡型制作） 1.2 6|全冠蜡型（制作方法见项目三中全冠蜡型制作）
2	桥体及连接体制作	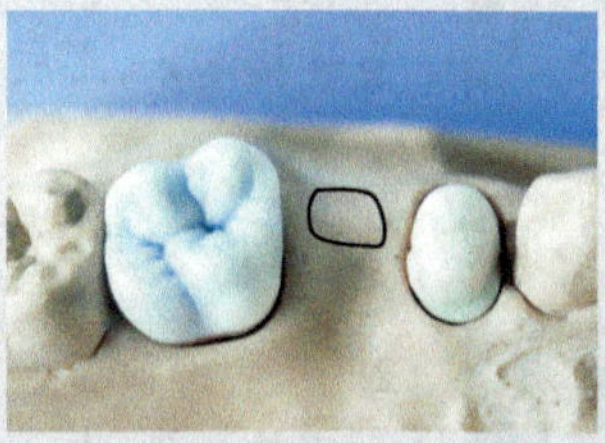	2.1 画线：用铅笔画出桥体龈方与牙槽嵴接触的范围
		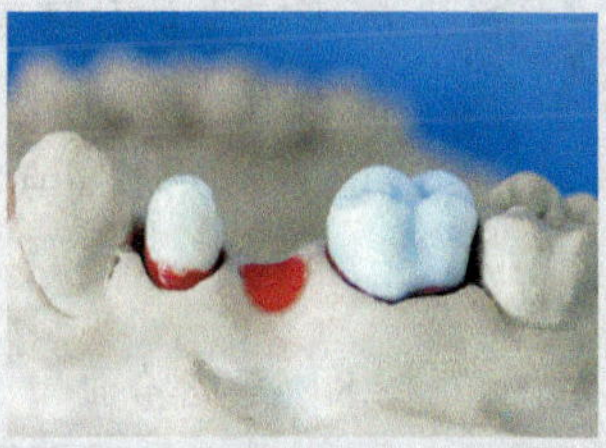	2.2 涂布分离油，将画线区域铺一薄层颈缘蜡 要求：薄厚要均匀，完全覆盖画线区域
		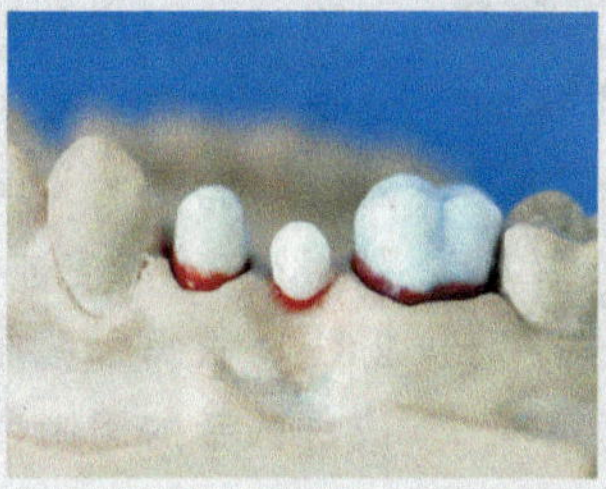	2.3 形成蜡核：在红蜡片上堆蜡，一点点地叠成蜡核

学习心得笔记：

学习心得笔记：

续表

序号	内容	图示	图解叙述
		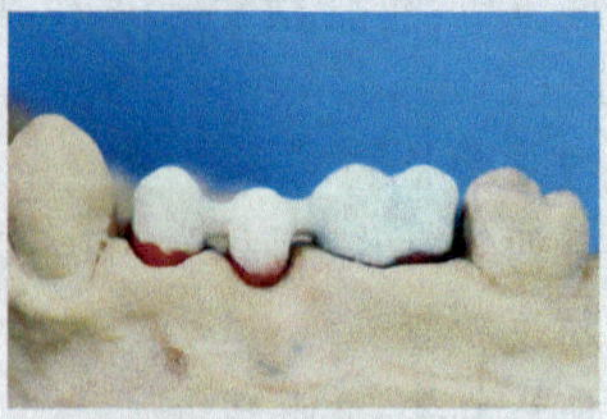	2.4 形成连接体：将蜡核向上颌第一前磨牙的远中接触区和上颌第一磨牙的近中接触区连接，接触面积为 6.0~9.0 mm^2
		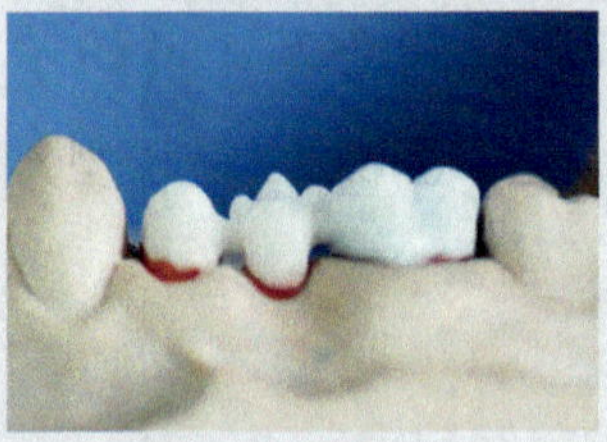	2.5 定点 2.5.1 近远中边缘嵴各有 1 个咬合点 2.5.2 上下颌咬合时，舌尖点咬在下颌第二前磨牙的远中边缘嵴和下颌第一磨牙的近中边缘嵴之间
		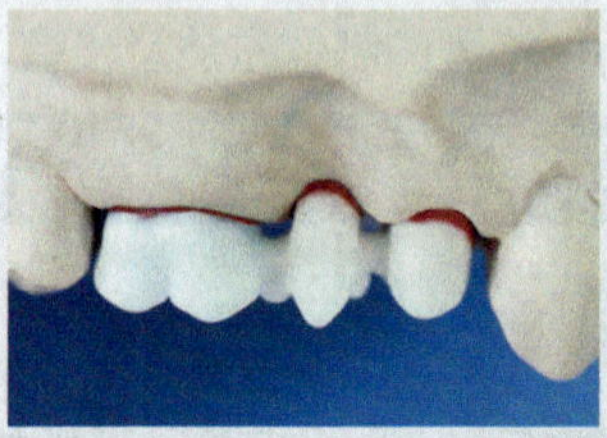	2.5.3 上下颌咬合时，颊尖点正对下颌第二磨牙远中颊斜面颊沟处 2.5.4 定点时要考虑三维方向（颊舌、近远中、𬌗龈），符合横𬌗、纵𬌗及牙弓曲线的要求
2	桥体及连接体制作	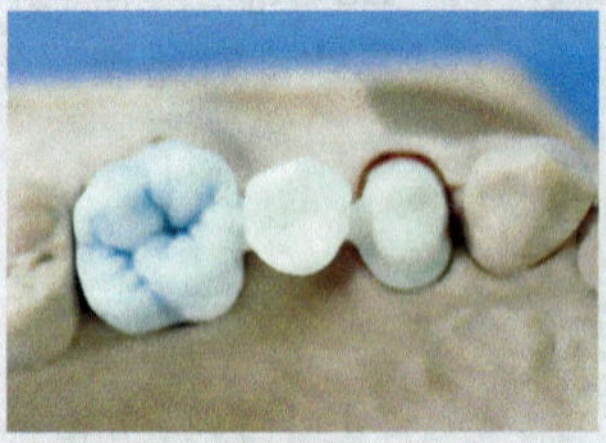	2.6 形成“鱼嘴”：根据对侧同名牙𬌗边缘嵴的形态，将点好的 4 个点连接起来，形成“鱼嘴”
		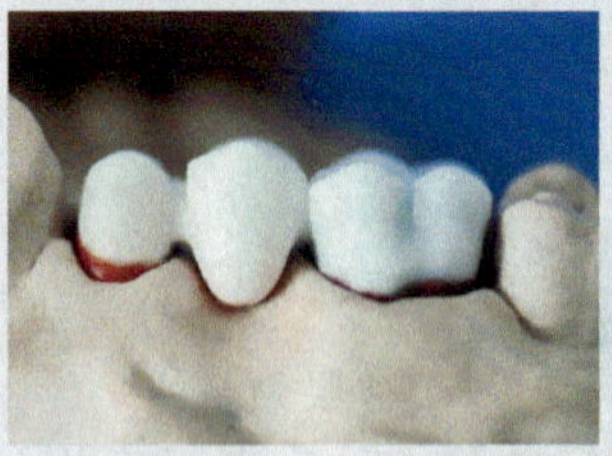	2.7 完成轴面。颊舌面的轴嵴有一定的弧度，与邻牙相一致。同时外形高点的位置要准确，上颌第二前磨牙颊面的外形高点在颈 1/3 处，舌面外形高点在中 1/3 处
		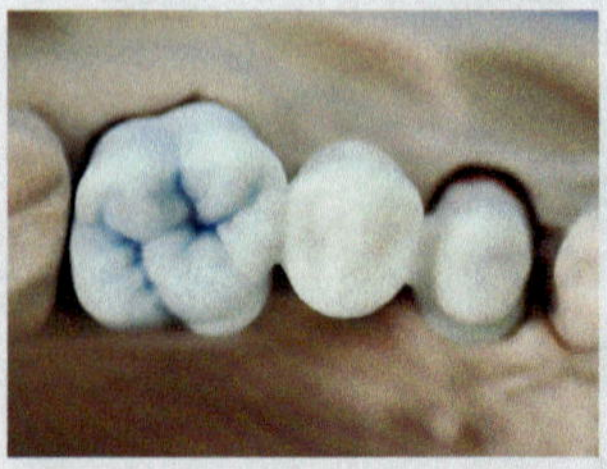	2.8 完成𬌗面 2.8.1 咬合面需要布局合理，牙尖三角嵴有一定的倾斜，在两个牙尖之间没有多余的蜡屑，表面光滑 2.8.2 𬌗面的沟窝点隙要清楚、自然，没有刀刻痕迹 2.8.3 根据加强带的制作方法，完成加强带的滴制

续表

序号	内容	图示	图解叙述
3	金属烤瓷联合桥体蜡型精修完成后的各面观	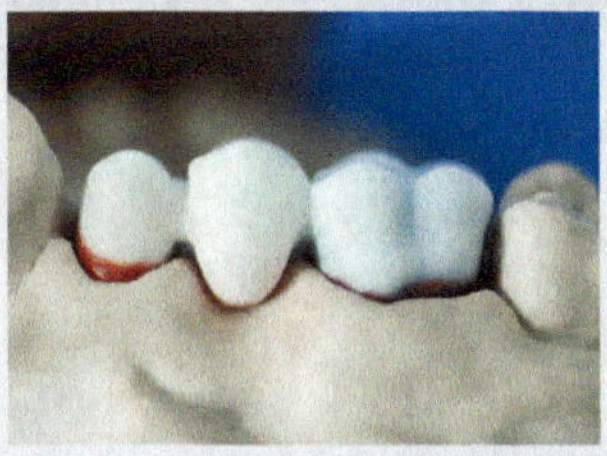	颊面观
		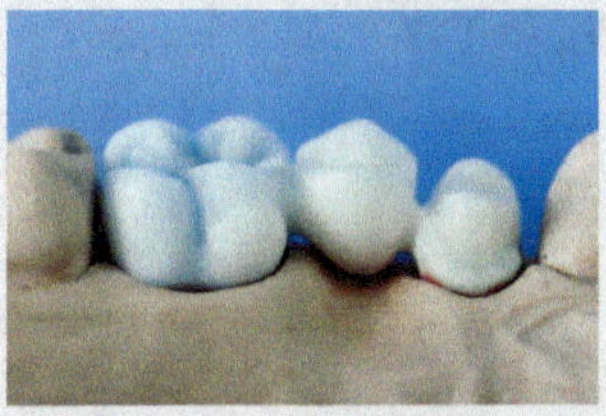	舌面观
		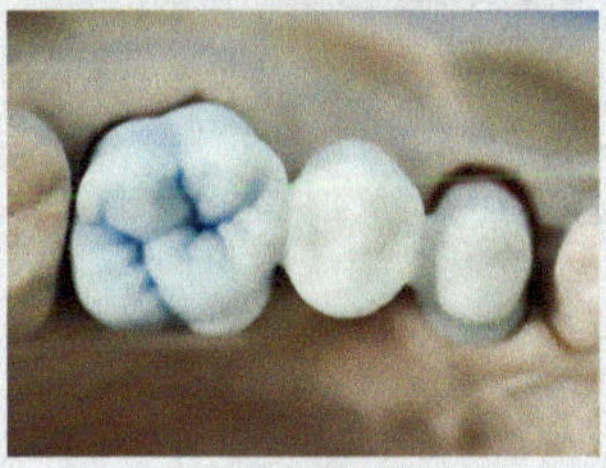	殆面观

学习心得笔记:

任务练习

分组进行训练，想一想任务一和任务二有哪些相同点和不同点？以小组为单位进行讨论归纳总结，然后动手操作，练习 4|基底内冠 65|全冠固定桥蜡型的制作，完成后对作品进行评价。

烤瓷联合固定桥蜡型的制作

烤瓷联合固定桥蜡型的制作项目评定表

评定项目	分值	考核标准	评分标准	学生自评	小组评分	教师评分	平均分
素质要求	20分	1. 实验备品摆放合理 2. 坐姿正确 3. 工具及设备使用方法正确	1. 摆放不当，扣 1~5 分 2. 坐姿不正确，扣 1~5 分 3. 操作手法不正确，扣 1~10 分				
整体观	20分	1. 非功能尖有一定牙尖尖度，功能尖圆钝 2. 对咬合面需要布局合理，牙尖三角嵴有一定的倾斜，在两个牙尖之间没有多余蜡屑，表面光滑 3. 整体形态好看，协调 4. 蜡型大小和其他牙或对侧同名牙大小协调	1. 非功能尖没有牙尖尖度，功能尖不圆钝，扣 1~5 分 2. 对咬合面布局不合理，牙尖三角嵴没有倾斜，在两个牙尖之间有多余蜡屑，表面不光滑，扣 1~5 分 3. 整体形态不好看，不协调，扣 1~5 分 4. 蜡型大小和其他牙或对侧同名牙大小不协调，扣 1~5 分				

续表

评定项目	分值	考核标准	评分标准	学生自评	小组评分	教师评分	平均分
6|全冠蜡型	10分	同项目三	详见项目三				
4|基底冠	10分	参照项目四	详见项目四				
桥体	15分	1. 位置、大小:参照对侧同名牙 2. 舌侧减径,而且比较低,近远中径不得超过6|的2/3 3. 桥体的牙体长轴与牙冠的牙体长轴方向一致:舌侧倾斜角度约45°,不能有卫生死角 4. 做出卫生桥的形状:桥体与牙龈紧密接触 5. 颊侧需要自然下延,形成解剖牙形态,卫生桥下方应该光滑	1. 位置、大小不正确,扣1~3分 2. 舌侧没减径近远中径超过6|的2/3,扣1~3分 3. 桥体的牙体长轴与牙冠的牙体长轴方向不一致,有卫生死角,扣1~3分 4. 没有做出卫生桥的形状:桥体与牙龈不接触,扣1~3分 5. 卫生桥下方不光滑,扣1~3分				
连接体	15分	1. 4|和5|之间连接体做成加强带,保证力的分解 2. 连接体面积是6.0~9.0 mm^2 3. 殆龈位置低于桥体平面,在3/4处,表面干净 4. 在瓷空间确定的情况下,尽量缩短长度	1. 4|和5|之间连接体没做成加强条,扣1~4分 2. 连接体面积不正确,扣1~4分 3. 殆龈位置不正确,表面不干净,扣1~4分 4. 长度不正确,扣1~3分				
牙齿曲线	10分	中央窝的连线、外形高点连线、牙尖连线正确	中央窝的连线、外形高点连线、牙尖连线不正确,扣1~10分				
总分	100分						

学习心得笔记:

知识拓展

1. 金属与瓷联合固定桥是目前质量最好的一种牙列缺损修复体,它是利用金属制作固定桥的底层桥架,用瓷恢复缺失牙的解剖形态和咀嚼功能。金瓷修复与金属全冠固定桥修复相比有更多的优越性。瓷的色泽近似于天然牙,较金属美观,且化学性能稳定,不易腐蚀变色,生物相容性良好,不刺激口腔组织,既可以用于前牙的修复又可以用于后牙。金属桥架可提高固定桥的机械强度,克服全瓷固定桥修复体脆性大这一弱点。所以金属与瓷联合固定桥成为牙科修复中最常用的一种修复体方式。

学习心得笔记:

熔　模

图示	图解叙述
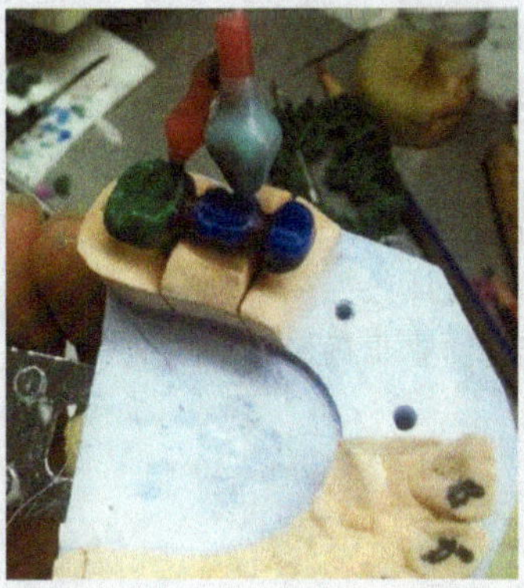	熔模是用蜡或是树脂等可熔物质制作的铸件雏形,用蜡制作的称蜡型,用树脂制作的称树脂熔模,统称熔模 在实践生产过程中绝大多数的案例是用蜡材料制作的熔模,也就是应用我们所学习的蜡型技术进行生产。可见蜡型技术在实际生产中起着举足轻重的作用,在实际生产中需要制作的蜡型千奇百怪形态各异,医生的要求也是千变万化,只有扎实地掌握好蜡型基础才能在实训操作过程中得心应手,制作出符合医生要求的合格蜡型

2. 数字化解剖牙桥设计操作步骤

数字化解剖牙桥设计操作步骤

序号	内容	标准图示	操作步骤
1	模型数据导入	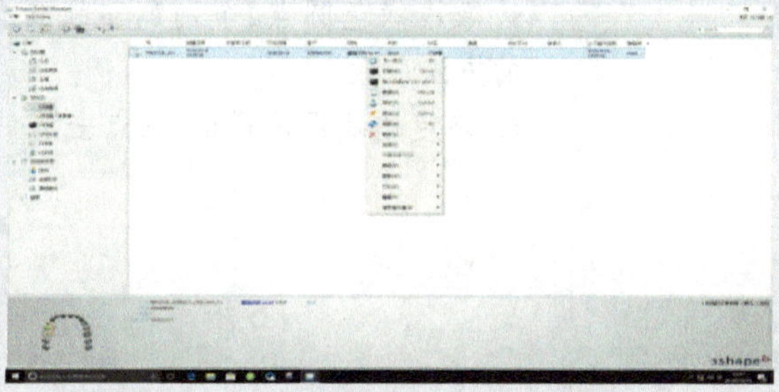	打开设计软件,单击鼠标右键,在菜单选择“导入扫描”,导入扫描的数字模型信息
2	放置注释	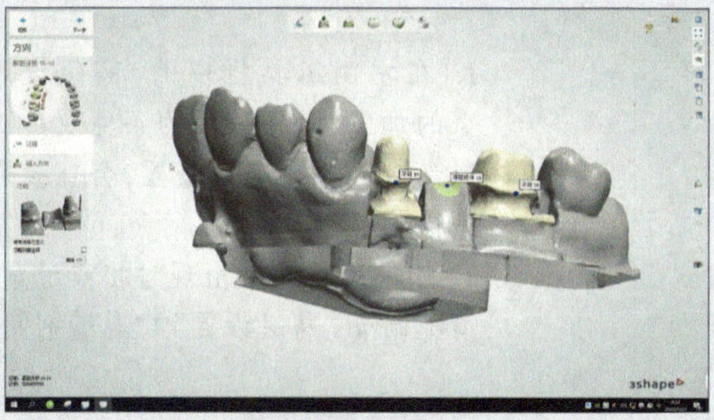	1. 依据图中左侧向导所示,在扫描制备件部件上,选定修复牙位 2. 在基牙颊侧颈缘线上单击,出现注释点,确定边缘线 3. 点击下一步

续表

序号	内容	标准图示	操作步骤
3	设置就位方向	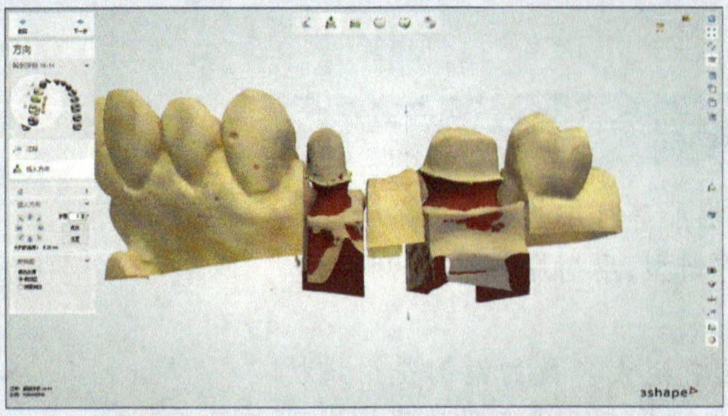 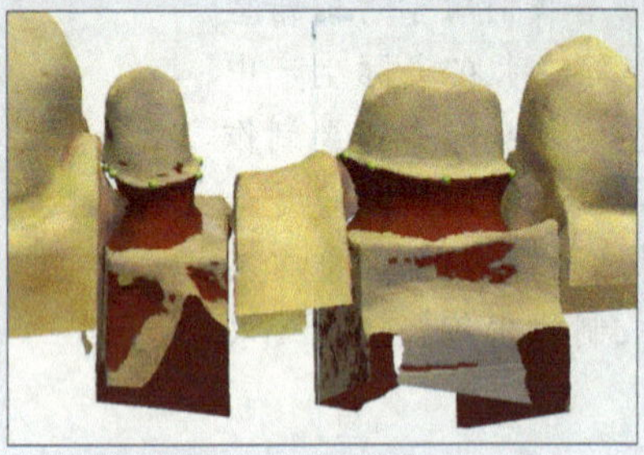	1. 系统自动利用辅助软件计算出共同就位方向 2. 就位方向步骤仅提供边缘线的粗略估计，实际的边缘线在“边缘线”步骤修改。可以使用键盘、鼠标或左侧工具栏设计工具中显示的“编辑点”工具修改边缘线 3. 确定粗略边缘线位置正确，点击下一步
4	确定边缘线	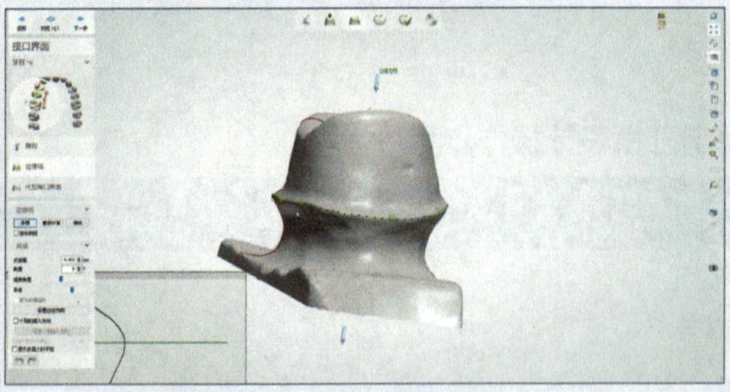	1. 自动默认代型肩台边缘出现一圈绿色圆点，鼠标左键单击点选绿色圆点后，可通过键盘上下键进行位置选择，通过键盘左右键进行绿圆点间的切换 2. 手动绘制：按住鼠标左键，出现“红色笔”模拟手绘将边缘标记出来，画完一圈后，自动形成边缘线绿色圆点，个别调整绿圆点同自动默认的方法一致 3. 确定边缘线位置正确，点击下一步
5	代型接口界面	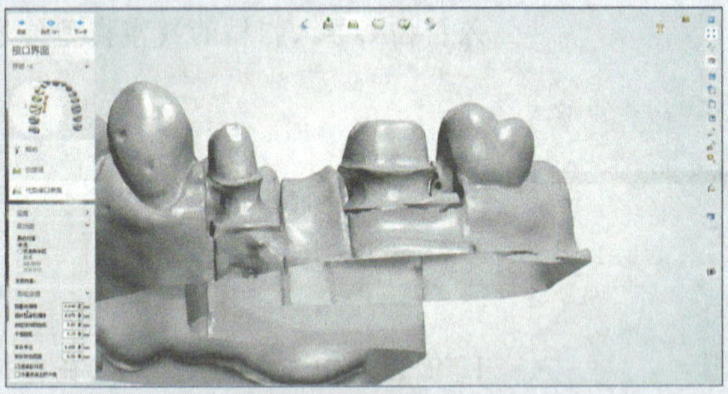 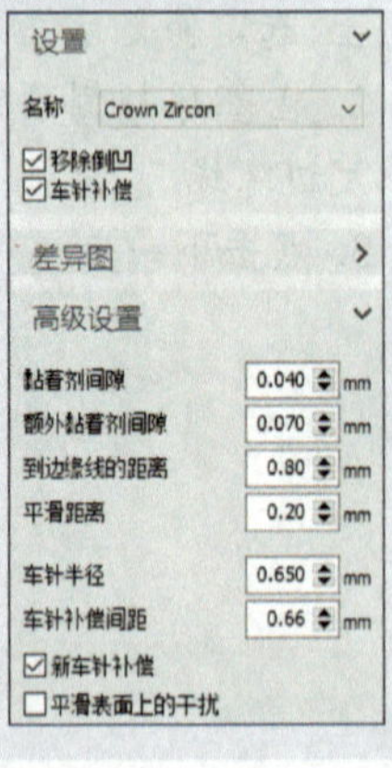	1. 在左侧工具栏中的“高级设置”中根据所需的加工材料、基牙的条件及加工方式选择相应参数。不要随意设置，会直接影响修复的准确性 2. 如果冠烧结后出现过松或过紧，可根据实际情况调节“高级设置”中黏着剂间隙

续表

序号	内容	标准图示	操作步骤
6	牙体形态选择	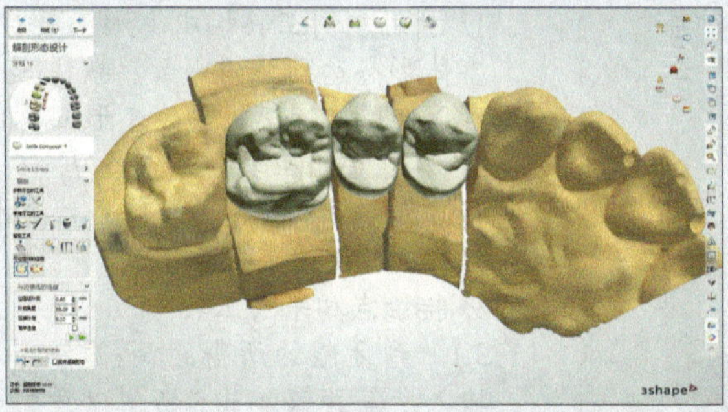 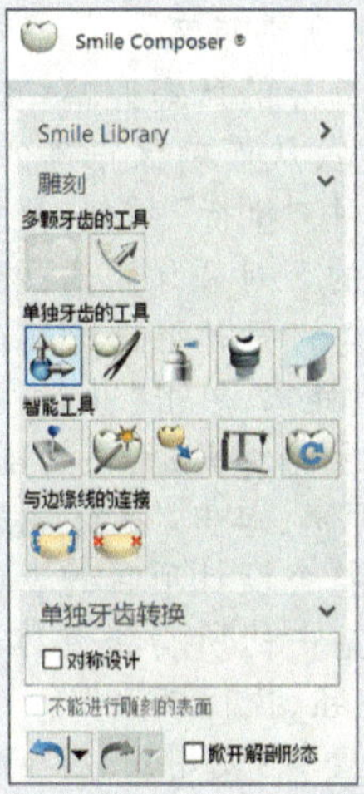 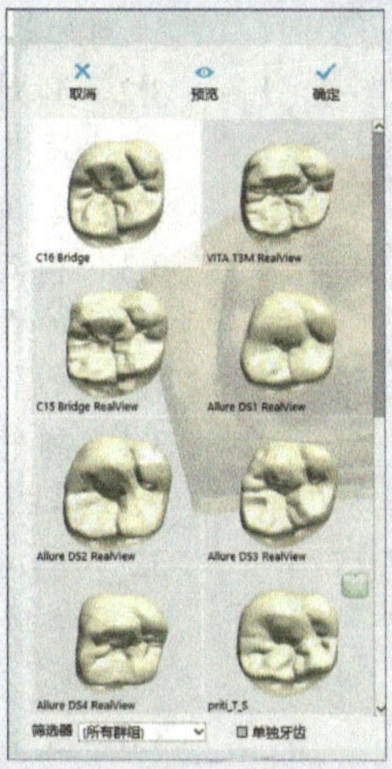	在左侧工具栏的牙体形态数据库中(Smile Library)直接提取修复体形态。牙体形态要根据邻牙和对侧同名牙形态选择
7	解剖形态设计牙齿排列	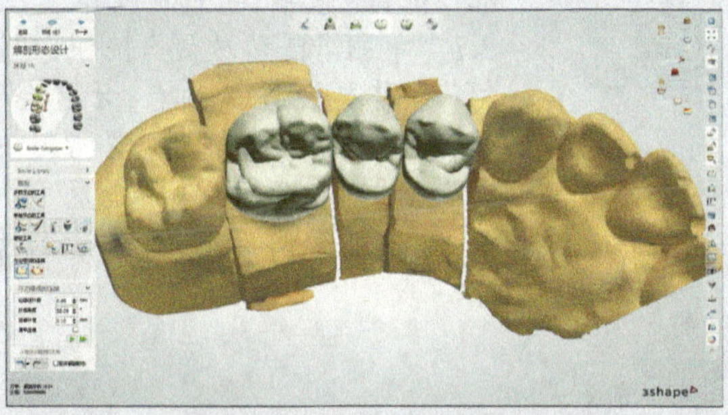 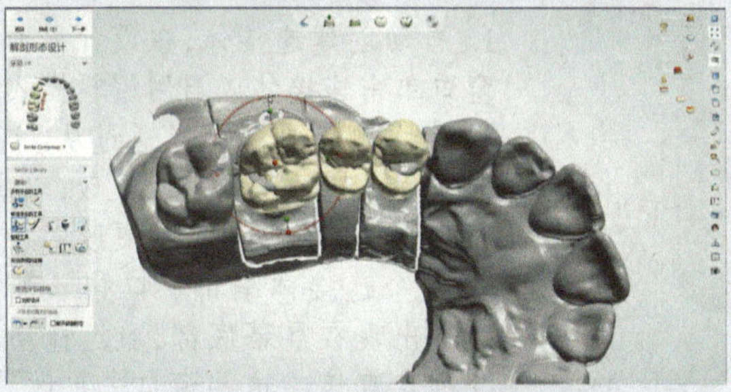 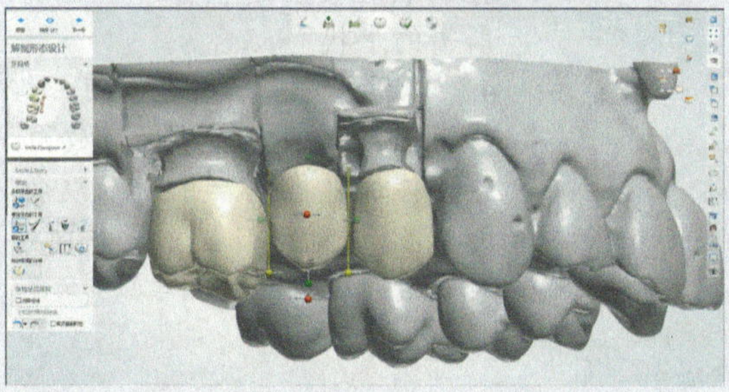	1. 自动生成的牙体位置、大小、扭转度、高度都不正确需要调整 2. 利用雕刻工具中的“整体转换”工具进行调整 3. 整体转换中红色点代表旋转;绿色点代表缩放;黄色点代表侧拉 4. 使用整体转换工具大致确定各轴面外形高点,牙尖高度、扭转度、牙尖连线、中央沟连线、咬合关系 5. 调整后整体与牙弓形态、对侧同名牙协调一致

续表

序号	内容	标准图示	操作步骤
8	解剖形态设计自由造型	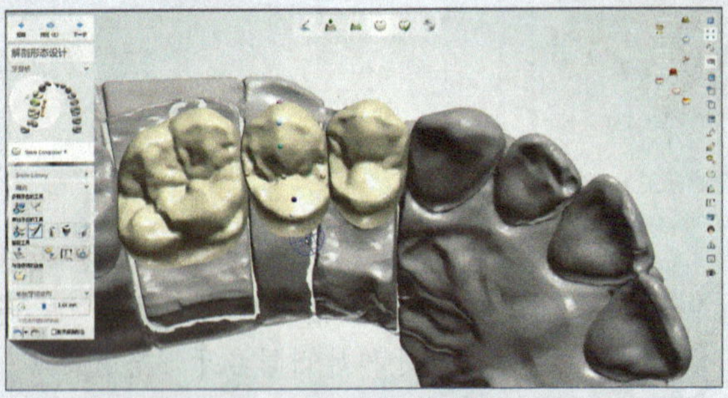 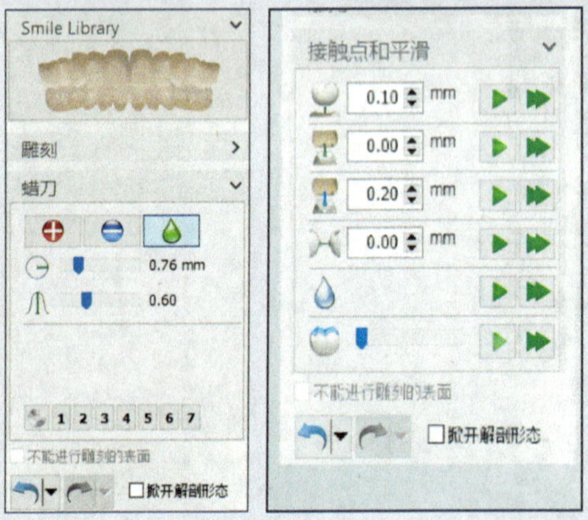 	1. 利用左侧工具栏中变形工具对牙齿微调，使整体形态达到协调一致。按住 Shift 键的同时，可以使用鼠标滚轮更改变形工具的半径 2. 利用左侧工具栏中“蜡刀”工具可以添加 / 移除 / 平滑牙冠。通过使用两个滑动条选择蜡刀影响范围的半径和程度 3. 接触点和平滑工具 3.1 到牙龈的所需距离：适用于桥体和杆卡。输入所需距离单击“切削以适配牙龈”按钮以达到牙龈的所需距离 3.2 到对颌牙的所需距离：可以切削修复体适配对颌模型，从而确保正确的咬合。输入所需的距离，单击“执行”按钮，执行该操作 3.3 精确的至对颌牙距离：能在保留接触区域的解剖结构的同时将设计切削以适配对颌牙。输入所需的距离，单击“执行”按钮，执行该操作 3.4 到邻牙的所需距离：切削以适配邻牙。输入所需的距离，单击“执行”按钮，执行该操作 3.5 平滑整个设计项目的表面：单击主窗口中或订单概览中的所需修复体，再单击“平滑整个表面”按钮，执行该操作 3.6 咬合磨耗：使用滑块调整咬合磨耗量，单击“执行”按钮，执行该操作 3.7 单击“自动放置”按钮，即可自动放置牙冠，不需要设置接触点，牙冠会自动经过调整至适配对颌牙。自动放置指定“到对颌牙的距离”和“到邻牙的距离”设置 4. 对牙冠微调后，使整体达到协调一致，点击下一步
9	连接体设计	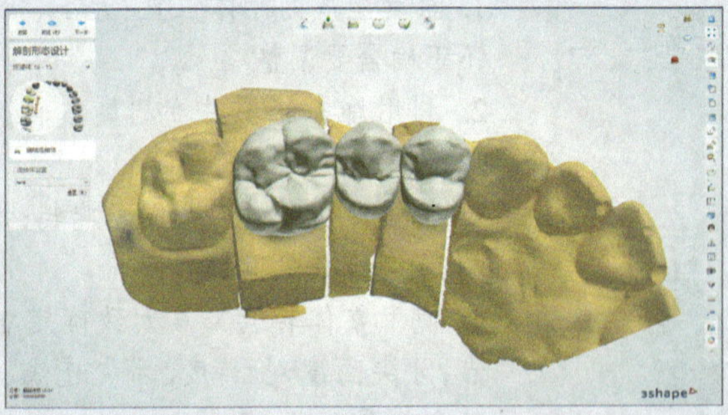 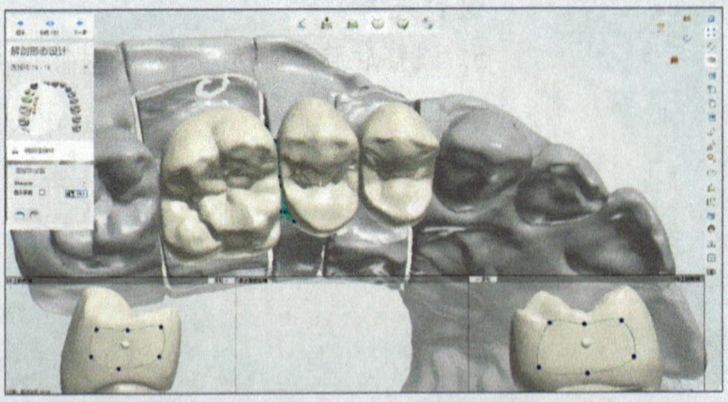	1. 自动创建连接体，在设计界面或在订单概览窗口单击连接体以启用编辑模式 2. 在左侧工具栏可以通过从“连接体设置”中选择一个新的形状加以更改，“重置”按钮会丢弃对所选连接体进行的更改 3. 两个连接体编辑窗口和二维横截面预览窗口会出现在屏幕底部，通过拖动连接体的蓝色控制点直接在这些窗口中更改该连接体，获得所需的形状 4. “显示平面”复选框会使二维横截面出现在屏幕上，其位置可以用“横截面”上的蓝点沿着连接体加以移动，连接体长度会实时显示 5. 二维预览窗口显示横截面处的面积大小还可以进行两点距离测量

续表

序号	内容	标准图示	操作步骤
9	连接体设计	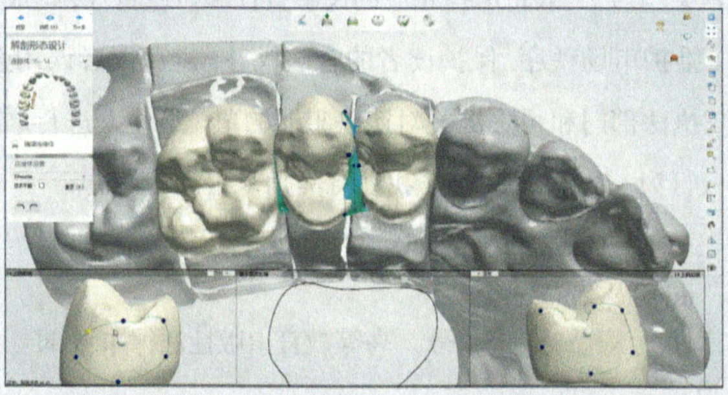	
10	设计完成	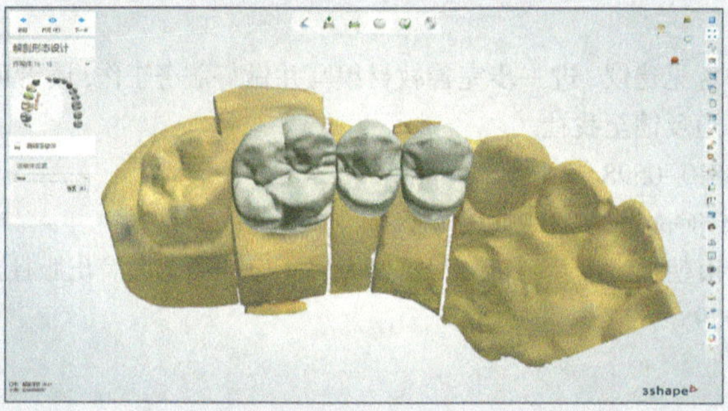	检查无误点击“下一步”完成设计,数据系统自动保存,待需要时,传输数据至 CAM 进行加工制作

学习心得笔记: